central venous catheter
中心静脈カテーテル

CVC
パーフェクトガイド

挿入時の安全対策から管理中の感染対策まで

編著 井上善文
大阪大学 国際医工情報センター
栄養デバイス未来医工学共同研究部門 特任教授

謹 告

本書に記載されている事項に関しては，発行時点における最新の情報に基づき，正確を期するよう，著者・出版社は最善の努力を払っております。しかし，医学・医療は日進月歩であり，記載された内容が正確かつ完全であると保証するものではありません。したがって，実際，診断・治療等を行うにあたっては，読者ご自身で細心の注意を払われるようお願いいたします。
本書に記載されている事項が，その後の医学・医療の進歩により本書発行後に変更された場合，その診断法・治療法・医薬品・検査法・疾患への適応等による不測の事故に対して，著者ならびに出版社は，その責を負いかねますのでご了承下さい。

カラー口絵

2 各 論

④ 上腕PICC法-2 ── 挿入のポイントとトラブル回避のコツ

伊藤和史

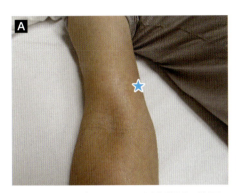
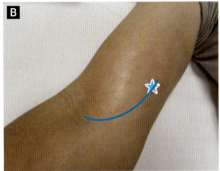

図2 ── 上肢が正面での尺側皮静脈の位置（本文 ☞ p65）

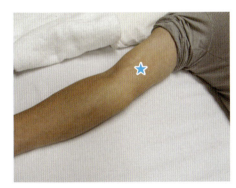
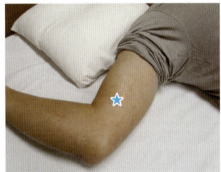

図3 ── 上肢を外転・外旋位にした尺側皮静脈の位置（本文 ☞ p65）

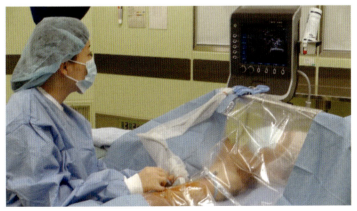

（本文 ☞ p77）

2 各論

⑤ 橈側皮静脈切開法によるCVポート留置術
———— 吉川正人

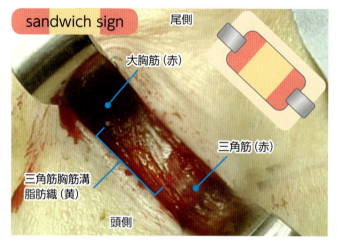

5-1 （本文 ☞ p83）

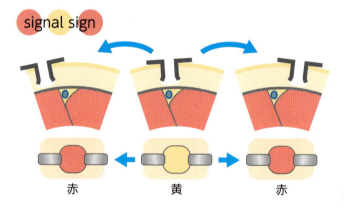

5-2 （本文 ☞ p83）

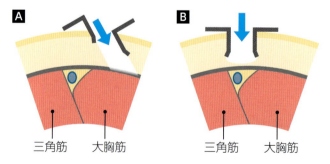

5-3 （本文 ☞ p83）

3 CVCの管理法

① 体外式カテーテルの管理法

――― 井上善文

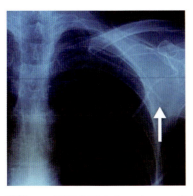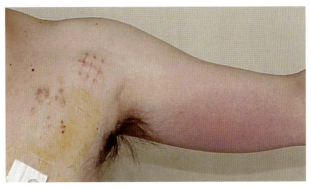

図6 ―― 上腕に発生したextravasation of fluids (本文 ☞ p118)

3 CVCの管理法

② カテーテル感染とその予防対策・対応

――― 井上善文

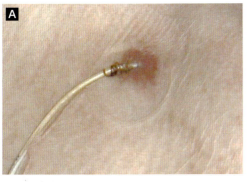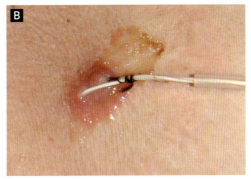
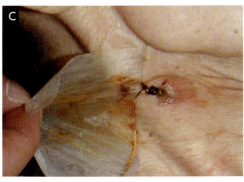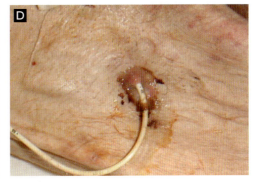

図4 ―― CVC挿入部の観察 (本文 ☞ p129)

序文

　中心静脈カテーテル（CVC）は，医療を行う上で必須の器材である．しかし，現在の日本では，それが適正に使用されているのであろうか．

　医師はカテーテルの挿入には興味があるが，維持期の管理には興味がない．カテーテルの安全管理とは，カテーテル挿入時だけの問題と考えられている．医療安全のカリキュラムの中でカテーテルの安全な挿入について，具体的に講義はなされているのであろうか．安全管理体制の構築についての講義ばかりではないのだろうか．カテーテル感染が起こっても，それはたいした問題ではないと考えられている．感染対策の専門家は，カテーテル感染にはあまり興味がない．感染管理の専門看護師は，CDCガイドラインこそが正しいと思っている．医師はカテーテル感染が発生すると，患者が悪いと思う．カテーテル感染が起こっても，カテーテルを抜けばいいと思っている．CVポートは感染しないと思っている．中心静脈カテーテルは非常に便利だから，いろいろなものを投与してもいいと思っている．耐圧性のCVポートやPICCを使えばCTやMRIの造影剤も投与できるから，本当に，便利だと思っている．さまざまな目的で使うことによってカテーテル感染のリスクが高くなっていることはほとんど考えない．感染対策のカリキュラムの中に，本気でカテーテル感染予防対策について，具体的に講義はなされているのであろうか．

　……と，この領域に関係している方々が読めば，お叱りを受けそうな内容で本書を紹介することにしてみた．しかし，実際に，日本の医療従事者にはこのような傾向があると私は思っている．もっとカテーテルを大事に扱ってほしいと思う．CVCを挿入される時の患者さんたちの恐怖心を始めとする気持ちを理解する必要があるし，合併症のために抜去される患者さん達の失望感や不安感といった気持ちを理解する必要がある．

　そういう思いで本書を編集した．挿入技術に重点を置いて，エコーガイド下穿刺の達人，静脈切開法の達人に解説していただいた．ビデオ，写真で具体的に解説していただいた．維持期の管理についても，可能な限り具体的に記載した．

　お忙しい中，実際の手技の写真や細かいテクニックについて，ビデオを撮影し，編集し，そして原稿を書いていただいた執筆者に，この場を借りて感謝申し上げたい．読者の皆さまには，この本の記載を十分に理解して，患者さん達のために，適切なカテーテル管理を実施していただきたい．本書はカテーテル管理に関係するすべての方にとって役立つ内容になっているはずである．自信を持ってお勧めする．

2019年 1月

編者　井上善文

目 次

1 総 論 ... 1

① CVC の分類（井上善文）.. 2

2 各 論 ... 19

① エコーガイド下内頸静脈穿刺法（渡部 修）................... 20

② エコーガイド下腋窩静脈穿刺法（尾形高士）................... 38

③ 上腕 PICC 法−1
　　──挿入と管理上のコツ（井上善文）......................... 48

④ 上腕 PICC 法−2
　　──挿入のポイントとトラブル回避のコツ（伊藤和史）.... 63

⑤ 橈側皮静脈切開法による CV ポート留置術（吉川正人）...... 79

⑥ エコーガイド下上腕ポート留置術（木許健生）................. 93

3 CVC の管理法 ... 107

① 体外式カテーテルの管理法（井上善文）...................... 108

② カテーテル感染とその予防対策・対応（井上善文）.......... 123

③ CV ポートの管理法（井上善文）................................ 143

索 引 153

執筆者一覧

■ 編　著

井上善文　大阪大学 国際医工情報センター
　　　　　　栄養ディバイス未来医工学共同研究部門 特任教授

■ 執筆者（執筆順）

渡部　修　佐久医療センター 救急科 副部長

尾形高士　神奈川県立がんセンター 消化器外科 医長

伊藤和史　京都大学医学部附属病院 総合臨床教育・研修センター
　　　　　　特定教授

吉川正人　東宝塚さとう病院 外科 救急部長

木許健生　神戸海星病院 外科 部門長

1 総論

①CVCの分類

1 総論

① CVCの分類

井上善文

1. カテーテルの分類

血管内留置カテーテル (vascular catheter, intravenous catheter, intravascular access device) にはさまざまな分類がある (表1)。大きく末梢静脈カテーテル (peripheral venous catheter：PVC) と中心静脈カテーテル (central venous catheter：CVC) に分類されるが、カテーテルそのものの形状による分類だけでなく、留置期間、挿入方法、材質、挿入部位、カテーテル先端位置、などによる分類も考えなければならない (図1)。非常に多種類のカテーテルが販売さ

表1 ── 特定保険医療材料の定義による中心静脈カテーテルの分類

中心静脈用カテーテル			
中心静脈カテーテル	A：標準型 (シングルルーメン) B：標準型 (マルチルーメン) C：抗血栓性型 D：極細型 E：カフ付 F：酸素飽和度測定機能付 G：抗菌型	末梢留置型中心静脈カテーテル*	H：標準型・シングルルーメン I：標準型・マルチルーメン J：特殊型・シングルルーメン K：特殊型・マルチルーメン

＊：特定保険医療材料の定義では「末梢留置型」となっているが、この名称は正しくない。「末梢挿入式」とするべきである。

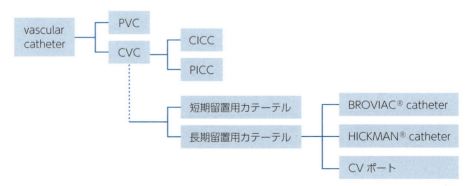

図1 ── 血管内留置カテーテル (vascular catheter) の分類と呼称

れているので，それぞれのカテーテルの特徴や使用方法を理解しておかなければ，適正に使用することはできない。なお，CVポート（totally implantable central venous access port；完全皮下埋め込み式ポート付カテーテル）は，特定保険医療材料の「中心静脈カテーテル」には分類されていない。

1）末梢静脈カテーテル（PVC）

四肢の静脈（末梢静脈）に留置する短いカテーテルである。翼付静脈注射針（winged steel-needle；翼状針）とプラスティックカニューラ型静脈内留置針（short over-the-needle catheter；留置針）に分けられる[*1]。持続点滴を行う場合には留置針を用いる。

わが国で使用可能な，いわゆる末梢静脈カテーテルは，長さとしては2.5インチ（6.4cm）までのもので，3/4インチ（19mm），1インチ（25mm），4/5インチ（32mm），2インチ（50mm），2.5インチ（64mm）の5種類である。3インチ（7.64cm）以上の長さのカテーテルはmidline catheter[*2]と呼ばれる。

材質としては，エチレンテトラフルオロエチレン（ethylene tetrafluoroethylene：ETFE；テフロン®）とポリウレタン（polyurethane：PU）が使われているが，わが国で使用されているPVCの大部分はPU製である。

近年，針刺し防止安全機構が付いたPVCが使われるようになっている。安全機構はpassive型（自己鈍化型）とactive型（収納型）に分けられる。passive型は抜針と同時に自動的に針先がカバーされる機構になっているのに対し，active型はボタンを押すなどの操作を加えることにより内針が安全筒（safety barrel）に収納される機構である（図2）。CVC挿入時にも針刺し防止安全機構が使われるようになってきている。

＊1：カニューラとカテーテル
同じ留置針であっても，cannula（カニューラ）とcatheter（カテーテル）という呼称がある。使う目的，あるいは使い方によって呼称が異なる。一定期間，留置する場合にはカテーテルと呼び，CVCなどを挿入する時に一時的に用いる場合にはカニューラと呼ぶ。CVC挿入キットに入っている留置針は，カニューラと呼ぶ。ちなみに，PEGキットに入っている留置針もカニューラと呼ぶ。

＊2：midline catheter
肘窩部で挿入して，先端を腋窩静脈より手前までに位置させるカテーテルである。短い末梢静脈カテーテルよりも，長期間の留置が可能であるとされている。カテーテル長は8〜12cmである。わが国でも約20年前，midline catheterを導入する動きはあったが，診療報酬の問題もあって，現在は市販されていない。PVCとほぼ同じ浸透圧，pHの輸液が適応になる。midline catheterのほうが高い浸透圧，低いpHの輸液を投与できる可能性はあるが，midline catheterの優位性は確立されていない。また，同じように挿入してカテーテルの先端を鎖骨下静脈内に留置するカテーテルはmidclavicular catheterと呼称されているが，これもわが国では使用されていない。

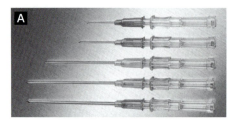 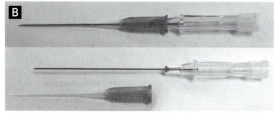
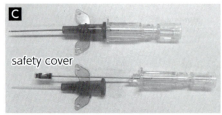 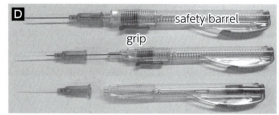

図2── 末梢静脈カテーテル（PVC）
A：PVCにはさまざまなサイズ（長さ）のカテーテルがある。
B：over-the-needle catheter
C：passive型針刺し防止安全機構付PVC。通常のように内針を抜去すると，針の先端がsafety coverで保護される。
D：active型針刺し防止安全機構付PVC。グリップを引くと内針が安全筒（safety barrel）に収納される。

2）中心静脈カテーテル（CVC）

先端を中心静脈（上大静脈と下大静脈）内に留置するカテーテルがCVCである。いずれの経路，方法によって挿入しても，先端を中心静脈内に留置すれば，そのカテーテルはCVCと呼ばれる。製品そのものと使い方によってさまざまに分類されるので，分類自体が複雑になってしまう。

1. 挿入経路による分類

CVCは，どの経路から挿入するかによって，腕の静脈を穿刺して先端を中心静脈に留置するPICC（peripherally inserted central catheter；末梢挿入式中心静脈カテーテル）と，鎖骨下穿刺，内頸静脈穿刺，大腿静脈穿刺など，いわゆる身体の中心に近い部位の静脈を穿刺して挿入するCICC（centrally inserted central catheter；中枢挿入式中心静脈カテーテル）に分類される。

静脈切開の場合も同様の考え方で，外頸静脈切開，橈側皮静脈切開（肩の部分），大伏在静脈切開はCICCであるが，上腕で尺側皮静脈や上腕静脈を切開する場合はPICCと呼ぶべきである。

PICCはPVCの一部だと認識される傾向があるが，これは明らかに誤解である。PVCと同様の管理になるリスクがある。PICCはCVCであること，CVCはPICCとCICCに分類されると明確に認識する必要がある。

細かいことであるが，いわゆるPICC用カテーテルを用いて大腿静脈穿刺を行って下大静脈まで挿入することがあるが，この場合の呼称はPICCではなく"CICC"

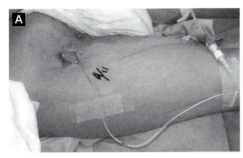
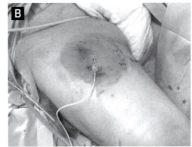
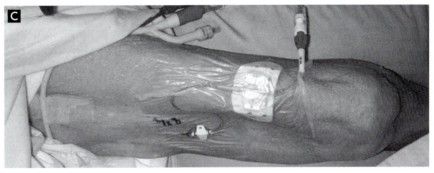

図3 —— 大腿静脈穿刺で挿入したCICC
A：通常の大腿静脈穿刺。鼠径靱帯直下で穿刺している。
B・C：遠位大腿静脈穿刺。鼠径靱帯より10〜20cm離れた部位で，エコーガイド下に大腿静脈を穿刺して末梢留置型中心静脈カテーテル（表1のJ）を挿入している。しかし，呼称としてはCICCである。

である（図3）。また，上腕ポートがPICCポートと呼ばれることがあるが，これも間違った呼称である。

2. 留置期間による分類

一般的に，表1のA，B，C，D，F，Gは短期留置用カテーテルに分類される（図4）。BROVIAC® catheter（ブロビアックカテーテル），HICKMAN® catheter（ヒックマンカテーテル），CVポートは「長期留置用カテーテル」に分類され（図5），この3機種以外が「短期留置用カテーテル」に分類されることになる。しかし，この「短期留置用カテーテル」でも，適切な管理をすれば"長期間"の留置が可能である。「末梢留置型中心静脈カテーテル」として販売されている表1のH，I，J，Kは「短期留置用カテーテル」に分類されているが，数カ月単位での留置ももちろん可能である。さらに，"長期とは具体的にどのくらいの期間なのか"という定義がなされていないのも問題であるが，分類としては，ブロビアックカテーテル，ヒックマンカテーテル，CVポートは長期留置用カテーテルであり，この3機種以外は，実際には"長期間"留置できても「短期留置用カテーテル」である。筆者は「長期間の目安は3カ月」としている。

3. 挿入方法による分類

大きく，「静脈切開法」と「静脈穿刺法」に分類される。さらに，静脈穿刺法は，

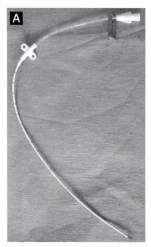
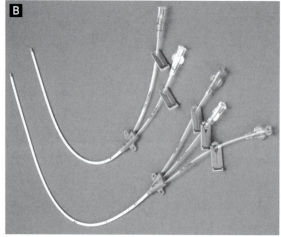

図4 —— 中心静脈カテーテル
A：標準型（シングルルーメン）(Teleflex社より画像提供)，B：標準型（マルチルーメン）を示す（ニプロ社より画像提供）。表1のC，Gは表面に抗血栓性，抗菌性を加えたもので，デザインとしてはこれらとほぼ同じである。カテーテル長は鎖骨下穿刺や内頸静脈穿刺用の14〜20cm長，大腿静脈穿刺用の50〜55cm長の製品がある。

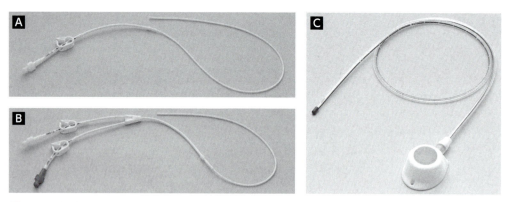

図5 —— 長期留置用カテーテル
A：BROVIAC® catheter（株式会社メディコンより画像提供）
B：HICKMAN® catheter（表1のE：カフ付カテーテル）（株式会社メディコンより画像提供）
C：完全皮下埋め込み式ポート付カテーテル（CVポート）（ニプロ社より画像提供）

直接穿刺法（direct puncture法，through-the-cannula法），Seldinger法，sheath法，に分類される。

①静脈切開法

　小手術として静脈を露出し，その静脈を直接切開してカテーテルを挿入する方法である（図6）。手術として実施するので，身体中のどの静脈も用いることができるが，CVCを挿入するためによく用いられるのは，橈側皮静脈，尺側皮静脈，上腕静脈，外頸静脈，大伏在静脈である。内頸静脈，顔面静脈，大腿静脈も用いら

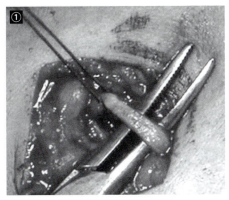
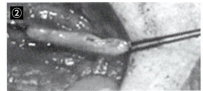
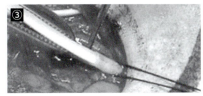

図6 ── 静脈切開法
①静脈を露出し，②末梢側を結紮して静脈に小切開を加えて，③カテーテルを挿入する。目的とする中心静脈内まで挿入したら，中枢側を結紮して固定する。

れることがある。

②直接穿刺法

　留置するカテーテルよりも太い穿刺針で静脈を穿刺し，その外套の内腔を経由してカテーテルを挿入する方法である。かつては金属針で静脈を穿刺してその内腔にカテーテルを挿入する製品もあったが（direct puncture法）（図7），現在はほとんど使われていない。途中まで挿入したカテーテルを引き戻す際，金属針の先（非常に鋭利である）でカテーテルを切断してしまうリスクがあるからである。

　現在用いられているのはthrough-the-cannula法で，外套付針（いわゆる留置針）で静脈を穿刺して内針を抜去し，先端が血管内に入っている外套内にカテーテルを挿入する方法である（図8）。

③Seldinger法

　金属針または留置針で静脈を穿刺して細いガイドワイヤを挿入し，そのガイドワイヤに沿ってカテーテルを挿入する方法である（図9）。直接穿刺法よりも細い針で静脈を穿刺するので，肺や胸膜，あるいは随伴動脈を刺しても損傷が小さい，という利点がある。特に，ダブルルーメン／トリプルルーメンカテーテルは外径が大きいので，直接穿刺法よりも安全なSeldinger法で挿入する方式の製品が多い。PU製カテーテルのほとんどはSeldinger法で挿入する。

④sheath法

　Seldinger法の応用で，挿入したガイドワイヤに沿って鞘（sheath；シース）を挿入し，その鞘の内腔にカテーテルを挿入する方法である。シリコーン製の柔らかいカテーテル（特に長期留置用カテーテル）を挿入する場合に用いられる（図10）。

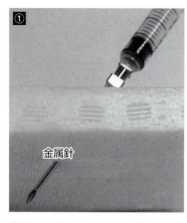
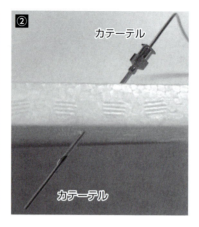

図7 —— direct puncture法
①金属針で静脈を穿刺して先端を静脈内腔に留置した後，②その内腔にカテーテルを挿入する方法。金属針の先端は鋭利であるため，途中でカテーテルを引き戻すと金属針の先端でカテーテルを切断してしまうことがある。

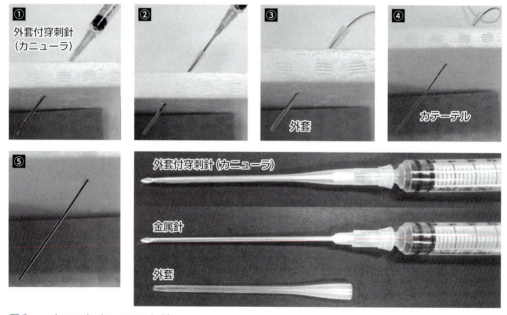

図8 —— through-the-cannula法
①外套付穿刺針で静脈を穿刺し，外套を静脈内に挿入する。②内針を抜去して外套の先端を血管内に残す。③外套内にカテーテルを挿入し，④外套を抜去して，⑤カテーテルを静脈内に留置する。

4. カテーテルの材質による分類

　　　　CVC留置期間中の問題点として重要なのは，カテーテルに関連した血栓形成である。カテーテルは異物であり，血管内に留置されているため，カテーテルに沿った，あるいはカテーテルの周りの血管壁に関連した血栓が形成される。この血栓形成が進むと，中心静脈に近い静脈が狭窄したり閉塞したりする。上大静脈が

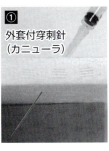 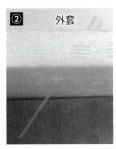 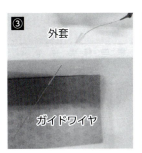 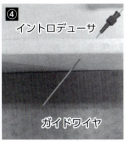

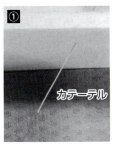 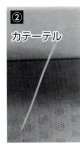

図9 — Seldinger法
①外套付穿刺針で静脈を穿刺し，②内針を抜去して外套の先端を静脈内に残す。③外套内にガイドワイヤを挿入して静脈内に留置する。④ガイドワイヤに沿わせてイントロデューサを挿入して皮下組織を拡張して抜去する。⑤ガイドワイヤに沿わせてカテーテルを挿入する。⑥ガイドワイヤを抜去してカテーテルを静脈内に留置する。

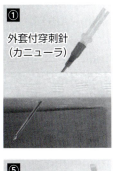 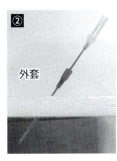 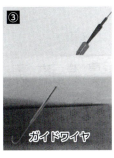 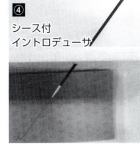

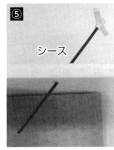 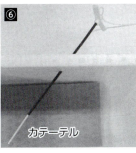 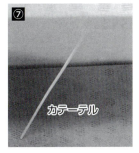

図10 — sheath法
①外套付穿刺針で静脈を穿刺し，②内針を抜去して外套の先端を静脈内に残す。③外套内にガイドワイヤを挿入して静脈内に留置する。④ガイドワイヤに沿わせてシース付イントロデューサを静脈内に挿入する。⑤ガイドワイヤとイントロデューサを抜去してシースだけを静脈内に残す。⑥シース内にカテーテルを挿入する。⑦シースを抜去（ピールアウェイして裂く）してカテーテルを静脈内に留置する。

閉塞して上大静脈症候群などの重篤な合併症を発生することもある。したがって，可能な限り抗血栓性に優れた材質のカテーテルを使用することが重要である[*3]。

現在用いられているほとんどのカテーテルの基本材質は，シリコーン[*4]とPUである。かつてはポリ塩化ビニル（polyvinyl chloride；PVC；塩ビ）製カテーテル

が広く使われていたが，現在はPUに取って代わられている。可塑剤自体の問題や，可塑剤が溶出することによって徐々にカテーテル自体が硬くなるという問題があるからである。ただし，特殊な可塑剤を用いた塩ビはカテーテルの材質として使用されている。

① シリコーン製カテーテル

　シリコーン製カテーテルは非常に柔らかい。これが重要な特徴である。カテーテルの先端で血管を機械的に損傷する危険性が非常に低い。長さを調節するために先端を切断することも可能である。カテーテル自体が柔らかいので，カテーテルの挿入にはある程度の慣れが必要であるが，抗血栓性に優れており，長期留置用カテーテルとしては最もよく使用されている。代表的なシリコーン製カテーテルはBROVIAC® catheter，HICKMAN® catheter，CVポート（すべてのCVポートではない）で，長期留置を目的としたカテーテルの材質として使用されている。シリコーン製PICCとして，Groshong® catheter，ニプロPICC先端弁カテーテルが市販されている。また，いわゆる短期留置用カテーテルとして，ニプロシリコーンカテーテルキット（図11）が販売されている。問題は，鋭利な針やメスなどで容易に破損するので注意しなければならないこと，PU製カテーテルに比較すると肉厚になるために内腔を大きくしたい場合には不利である，などである。シリコーンは消毒用エタノールやイソプロピルアルコールにも影響されない。

② ポリウレタン（PU）製カテーテル

　PU製カテーテルは，短期留置用カテーテルのほとんどすべてと，一部の長期留置用カテーテルに使用されている（CVポートにも用いられている）。特徴は，抗血栓性に優れているだけでなく，温度依存性があることで，挿入時には適度な固さを保つので挿入が容易であるが，留置後は血管内の体温で柔らかくなるため，血管の損傷を起こしにくいことである。しかし，マルチルーメンカテーテルの場合

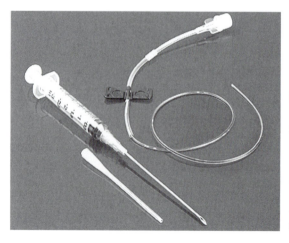

図11 ── ニプロシリコーンカテーテルキット

短期留置用シングルルーメンカテーテルのほとんどはPU製である。シリコーン製シングルルーメンカテーテルは，わが国では，唯一，ニプロシリコーンカテーテルキットだけである。静脈切開法で留置する場合には非常に有用である。（ニプロ社より画像提供）

には，太く，固くなるため，体温で柔らかくなるとはいっても血管損傷の危険がなくなるわけではない。シリコーン製カテーテルに比べると，壁を薄くすることができるので，外径に対して内腔を大きくすることができることも大きな利点である。しかし，長さを調節するために先端を切ると，断端の壁が非常に鋭利になるので，血管を損傷するリスクがあることには注意が必要である。また，合成樹脂であるため，アルコールやアルコール含有製剤には使えないという問題がある。近年，実施する施設が増えているエタノールロックにはPU製カテーテルは使えない。添付文書には，カテーテルを「アルコールに長時間浸漬したり，カテーテル内にアルコールを残したままにしないこと。[頻回かつ長時間のアルコールとの接触は，ポリウレタン製カテーテル（注：実際は商品名）を劣化させるおそれがある。]」と記載されている。さらに，近年，カテーテル挿入部の消毒剤として1％クロルヘキシジンアルコールの使用が推奨されているが，ポリウレタン製カテーテルを用いている場合には注意が必要である[1]。

＊3：抗血栓性材料によるカテーテル

抗血栓性を高めるため，ヘパリン，ウロキナーゼをカテーテル表面に固定化したカテーテルが開発されている。ヘパリンを用いたカテーテルとしては，ニプロ社が「インターフレックス®CVカテーテル（ヘパリンコーティング）」を販売していたが，2016年に販売中止となっている。東レ社の「アンスロン®P-Uカテーテル」は，CVポートのカテーテルとして販売されている。アンスロン®は，ヘパリン化親水性材料をポリエーテル型ポリウレタンにコーティングしたものである[2]。「UK-カテーテル」はユニチカ社で開発された，ウロキナーゼを高分子材料表面に固定化したもので，現在はニプロ社が販売している。カテーテルの内外両面にウロキナーゼ固定化処理を行っており[3]，固定化されたウロキナーゼが触媒的に作用して，血液中のプラスミノーゲンをプラスミンに転化して精製した微小血栓を溶解するというメカニズムで抗血栓性を発揮させている。ヘパリンおよびウロキナーゼコーティングともにその効果はカテーテル表面に限られ，全身に及ぶことはない。

＊4：シリコーンとシリコン

"シリコン"は元素の種類である「ケイ素：Si」のことである。ケイ素が酸素と連なってできている高分子化合物は"シリコーン"である。製品としてカテーテルなどに使用されているものは，"シリコン"ではなく"シリコーン"である。英語ではケイ素のシリコンはsiliconで，製品としてのシリコーンはsiliconeである。単語の末尾に'e'がついているのかいないのかだけの差であるが，製品となっているものは"シリコーン(silicone)"である。

＊5：抗菌性カテーテル

1995年に，抗菌薬であるクロルヘキシジンおよびスルファジアジン銀を練り込むことによってコーティングし，抗菌性をもたせたアローガード中心静脈カテーテル（Arrowg⁺ard Blue）が発売された。世界的には，カテーテル感染予防効果が報告されているが，わが国では，このカテーテルを使用してアナフィラキシーショックを発症した症例が報告されて[4]発売が自粛されることになった。現在は発売されていない。もう1つの抗菌性カテーテルは，カテーテルシャフトの内腔と表面に，抗菌薬のミノサイクリンとリファンピシンが含浸された「COOK Spectrum®ミノサイクリン＋リファンピシン含浸中心静脈カテーテル」で，2017年にわが国でも発売された。その有効性は多くのランダム化比較試験（randomized controlled trial：RCT）で報告されている[5]。ただし，耐性菌発現の潜在的リスクがあるとして，日本感染症学会から『抗菌薬含浸中心静脈カテーテル 適正使用基準』[6]が提言されている。

5. カテーテルの形状による分類

内腔の数によって、シングルルーメンカテーテル(single lumen catheter：SLC)とマルチルーメンカテーテル(multi-lumen catheter：MLC)に分けられる。さらにマルチルーメンカテーテルは、ダブル(double：DLC)、トリプル(triple：TLC)、クワドルプル〔quadruple：QLC(注：商品名としては、クワッドルーメンカテーテル)〕に分けられる。安定した症例に対して中心静脈栄養(total parenteral nutrition：TPN)を施行する場合はSLCで管理できるが、重症症例を管理する場合、TPNだけでなく、CVP測定、カテコラミン投与、抗菌薬投与など、多目的に使用するためにMLCが使用される。MLCは先端穴と、側孔からなっており、CICCとして用いるMLCの場合の側孔は、配合禁忌の薬剤が血液中で反応しないよう、2~3cmの距離をおいて開口している(図12)。しかし、近年普及しつつあるPICCとして用いるMLCは先端開口型であるため、同時に投与した薬剤が相互に反応する可能性があるので注意が必要である。さらに、PICCを用いて採血をしている施設があるが、MLCを使っている場合には投与中の薬剤の影響が出てくる可能性がある。

また、MLCは多種類の薬剤を投与するという目的では便利であるが、カテーテル感染発生頻度が高くなるおそれがある。CVCを選択する場合には、必要最小限の腔の数のカテーテルを選択することで、腔の数が多くなるほど感染のリスクが高くなるという認識が重要である。この原則を理解した上で、病態を考慮してSLCを選択するのか、MLCを選択するのかを決めればよい。必要になるかもしれないから、という理由でMLCを選択することは、カテーテル感染のリスクを高めることになる。ただし、適切にマルチルーメンカテーテルを使用すれば感染率を高めずに管理することが可能であることが報告されている[7]。

6. 皮下トンネル作成に関連した分類

表1のE：カフ付中心静脈カテーテルは、BROVIAC® catheterとHICKMAN® catheterのことである。このカテーテルは皮下トンネルを作成する必要があるため、トンネル型カテーテルと呼ばれる(図13)。逆に、この2種のカテーテル以外は非トンネル型カテーテルと呼ばれる(表1のE以外のカテーテル)。

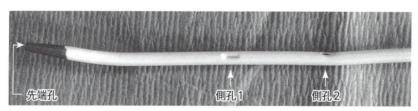

図12 マルチルーメンカテーテルの先端構造
配合禁忌の薬剤が直接接することのないよう、先端孔と側孔の間には一定の距離をもたせている。

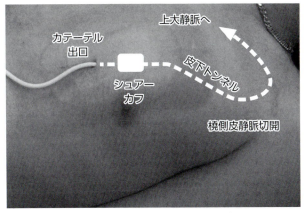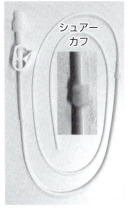

図13 —— トンネル型カテーテル（BROVIAC® catheter）
橈側皮静脈切開でカテーテルを上大静脈まで挿入し，皮下トンネルを作成して前胸部にカテーテルを誘導している。このように，皮下トンネルを作成して適正な部位にカテーテルを誘導するものをトンネル型カテーテルと呼ぶ。

2. 長期留置用中心静脈カテーテル

1）ブロビアックカテーテル，ヒックマンカテーテル

　わが国では，メディコン社から，BROVIAC® catheterキットとHICKMAN® catheterキットが発売されているのみである。数年にわたる長期留置を目的に開発されたカテーテルで，栄養管理や化学療法を長期にわたって実施する必要がある症例や在宅中心静脈栄養法（home parenteral nutrition：HPN）症例に用いられる。

　カテーテルの全長の材質はシリコーンで柔らかい。トンネル型CVCとも呼ばれる。皮下に埋め込んで繊維性に癒着させ，カテーテルの事故抜去を予防するためのシュアー®カフ（ダクロン®カフ）が装着されていて，これがこのカテーテルの特徴となっている。シュアー®カフが皮下で固定されると，カテーテル出口での固定糸は不要になるため，カテーテル出口の清潔環境を保ちやすくなる。逆に，カテーテルを抜去する場合にはカフ部分に皮膚切開を加えて周囲組織から剥離する必要がある。したがって，短期留置には不向きなカテーテルであり，長期留置を目的とする場合に使用するべきである。また，材質がシリコーンであるために鋭利な刃物や針で損傷しやすいので注意が必要であるが，カテーテルが破損してもリペアキットで修理し，継続使用が可能であるという特徴もある。

　2.7Fr，4.2Fr，6.6FrのSLCがBROVIAC® catheterで，9.6FrのSLCおよびDLC/TLCがHICKMAN® catheterである。

1．BROVIAC® catheter

　良性疾患症例や小児症例で長期間にわたるHPNが必要な場合によく使用されて

いる[8]。特に小児症例においては，CVポートではヒューバー（Huber）針で穿刺するという操作が必要なため，このBROVIAC® catheterが用いられる場合が多い。

2. HICKMAN® catheter

シングルルーメンとダブルルーメン（外国ではトリプルルーメンもある）がある。ダブルルーメンのHICKMAN® catheterは，積極的ながん化学療法施行時などに用いられ，1つの腔はTPN専用として用い，他の腔は多目的に使用する，という使用方法もあり，使い方によっては，非常に有用なカテーテルである[9]。強力ながん化学療法を施行する場合には，ダブルルーメンのHICKMAN® catheterは非常に有用である。

2）完全皮下埋め込み式ポート付カテーテル（CVポート）

中心静脈内に先端が位置するカテーテルとポートが一体化されて皮下に埋め込まれた"カテーテル"である（図14）。使用時には皮膚の上からポートのセプタム（注：圧縮シリコーンゴムで構成されているself-sealing septumのこと。self-sealingとは，針を刺していったん穴があいても，圧縮シリコーンゴムでできてい

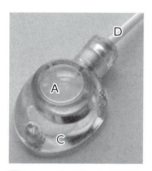
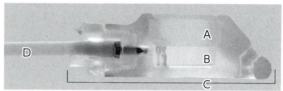

図14 —— CVポートの構造
A：self-sealing septum（セプタム）は圧縮シリコーンゴムで構成されている。
B：チャンバー（内室），ヒューバー針で皮膚を介してセプタムを貫通して内室に至る。
C：全体をポートと呼ぶ。
D：カテーテル（先端は中心静脈内）
カテーテルとポートを合わせた呼称がCVポートである。

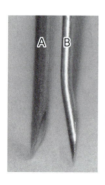
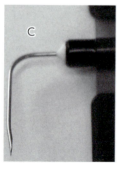

図15 —— 普通の針とヒューバー針
A：普通の針
B・C：ヒューバー針
C：針先が加工されている。ヒューバー針は，セプタムのシリコーンゴムのコアリングを少なくする目的で作られている。

るので自身でその穴を塞ぐ，という意味である）を特殊な針（ヒューバー針）（図15）で穿刺し，針の先端をチャンバー（chamber；内室）に到達させ，輸液や薬剤を投与する，という構造になっている。輸液や薬剤を投与しない時，すなわち非使用時には体外露出部分がないことが特徴である。輸液・薬剤を投与しない期間には体外露出部分がないのでカテーテル管理から開放され，QOLの維持・向上という意味できわめて有用である。前胸部にポートを埋め込む「前胸部ポート」が多いが，上腕外側にポートを埋め込む上腕ポート法[10]も普及しつつある。

CVポートに使用する針はヒューバー針で，先端が特殊な構造となっている。圧縮シリコーン製のセプタムをヒューバー針で穿刺して輸液や薬剤を投与するのであるが，針を刺入する際のコアリング（シリコーンを削ること）が問題で，これをできるだけ少なくするという目的でこのヒューバー針が開発された。したがって，通常の針に比べるとヒューバー針はコアリングが少ないので，CVポートを用いる場合にはヒューバー針を用いなければならない。また，ヒューバー針でも針刺し事故が問題になっており，針刺し防止安全機構が付いた針が使用されるようになってきている（図16）。

CVポートは全体が皮下にあるため，体外式カテーテルに比べると破損の機会は少ない。しかし感染のリスクはあり，感染するとカテーテルを抜去する（CVポートを摘出する）時に切開・摘出操作が必要となる。抜去時に切開操作が必要になるという理由で抜去を躊躇することによって感染が重症化することが問題となることもある。感染が疑われる場合には抗菌薬ロックやエタノールロックなどの方法で，CVポートを抜去（摘出）せずにカテーテル関連血流感染（catheter-related blood stream infection：CRBSI）を治療するという方法も検討されている。

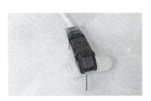
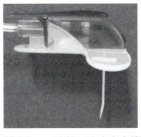
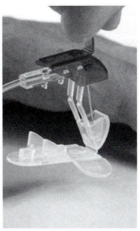
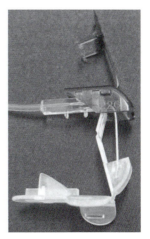

図16── 針刺し防止安全機構付ヒューバー針
（ニプロ社より画像提供）

3. 末梢挿入式中心静脈カテーテル（PICC）

　　PICCは，腕の静脈（末梢静脈）を穿刺して先端を中心静脈内まで挿入するカテーテルである。わが国ではすでに1994年に導入されており，約20年の歴史がある。当初は肘の静脈を穿刺して挿入されていたが，肘を曲げると滴下が悪くなる，静脈炎の発生頻度が比較的高い，などの理由に加え，カテーテルの償還価格の問題で次第に使われなくなってきていた。しかし，CICC，特に鎖骨下穿刺における挿入時の重篤な合併症が問題となり，PICCが普及しつつある。

　　PICCには血管内でのカテーテルの走行距離がCICCに比べると長いという特徴がある。異物としてのカテーテルが血管内に存在する部分が長いので，CICCに比べるとカテーテル周囲血栓やフィブリン鞘が形成されやすい，という問題がある。しかし，CICCでは挿入時の合併症発生のリスクが高くなる，という問題は重大であるため，PICCの安全性が注目されている。

　　肘PICC（図17）は，肘部において，見える，あるいは触知できる静脈を穿刺するのであるため，操作としてはきわめて容易である。しかし，静脈炎の発生頻度が高いことは患者にとっても重大な問題である。静脈炎に伴う疼痛が持続することは，実際問題としてかなりの苦痛となる。24時間，ずっとその痛みをがまんしなければならないということになる。上腕PICCでは，筆者の経験ではほとんど静脈炎は発生しない。

　　わが国では現在，4種類のPICCが販売されている。標準型と特殊型，シングルルーメンとマルチルーメン，に分類されている。特殊型は，①バルブ機能を有している，②造影剤の高圧注入ができる，③留置に際してのナビゲーションを行う機能を有する，ものである。

　　標準型PICCはカーディナルヘルス社のArgyle™ PICCキットだけである。カテーテルはPU製で，Seldinger法で挿入する。シングルルーメンとダブルルーメンがある。

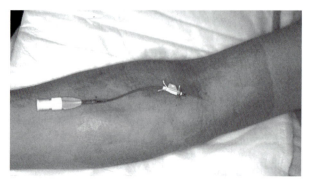

図17 —— 肘PICC
肘部の尺側皮静脈を直接穿刺して挿入している。1994年の写真である。

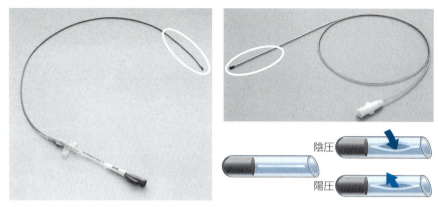

図18 —— シリコーン製先端バルブ機構付PICC
カテーテル先端にスリットバルブが装着されているため，中心静脈圧の範囲内ではバルブは閉鎖状態が保たれるが，陽圧をかければ輸液・薬剤を投与でき，陰圧をかければ血液を吸引することができる構造になっている。(株式会社メディコンより画像提供)

　先端にバルブ機構が付いているPICCは，メディコン社のグローション®カテーテルとニプロ社のニプロPICCで，いずれもシリコーン製である(図18)。カテーテル先端にスリットバルブが装着されているため，中心静脈圧の範囲内ではバルブは閉鎖状態が保たれるが，陽圧をかければ輸液・薬剤を投与でき，陰圧をかければ血液を吸引することができる構造になっている。ニプロPICCはシングルルーメンのみであるが，グローションカテーテルにはシングルルーメンとダブルルーメンがある。ニプロPICCはアラミド繊維がシリコーン製カテーテル内に組み込まれて補強されている。両PICCともsheath法で挿入する。

　メディコン社のパワーPICCはポリウレタン製カテーテルで，造影剤の高圧注入ができる耐圧性カテーテルである。3Frのシングルルーメンから，6Frのトリプルルーメンまで，9機種がある。長さの調節はカテーテルの先端を切断する方式になっているが，PU製であるため，カテーテルの先端位置には十分に注意しなければならない。また，ナビゲーションシステム(シャーロック3CG)を用いることにより，磁場と心電図を指標にカテーテル先端位置が確認できるようになっている。

　PICCの，穿刺時に重篤な合併症が発生しないという利点はきわめて重要である。生命の危険がある重篤な合併症発生のリスクのあるCICCに対して注目され，急速に普及しつつある。また，患者の恐怖心を軽減できることも大きな利点であることは疑うべくもない。ただし，適応を適正に判断しなければその利点が生かされなくなる可能性があることに注意が必要である。

文献

1) 井上善文, 他：1％クロルヘキシジンエタノールのポリウレタン製カテーテルに与える影響についての実験的検討. 新薬と臨牀. 2014;63(12):1894-901.

2) 本間士朗：デバイスメーカのこだわり アンスロンP-UカテーテルとP-Uセルサイトポート. Rad Fan. 2003;1(3):46-9.

3) 藪下安紀, 他：ウロキナーゼ固定化高分子材料の抗血栓性. 薬学雑誌. 1988;108(1):44-9.

4) Oda T, et al:Anaphylactic shock induced by an antiseptic-coated central venous [correction of nervous] catheter. Anesthesiology. 1997;87(5):1242-4.

5) Raad I, et al:Central venous catheters coated with minocycline and rifampin for the prevention of catheter-related colonization and bloodstream infections. A randomized, double-blind trial. The Texas Medical Center Catheter Study Group. Ann Intern Med. 1997;127(4):267-74.

6) 日本感染症学会：抗菌薬含浸中心静脈カテーテル 適正使用基準, 2015.
[http://www.kansensho.or.jp/guidelines/pdf/1509_catheter.pdf]

7) Ma TY, et al:Total parenteral nutrition via multilumen catheters does not increase the risk of catheter-related sepsis: a randomized, prospective study. Clin Infect Dis. 1998;27(3):500-3.

8) 井上善文, 他：ポートおよびBroviac catheterを用いたHPN症例におけるカテーテル管理成績. 静脈経腸栄養. 2006;21(1):99-105.

9) 井上善文, 他：小児悪性腫瘍化学療法施行時のHickman's dual lumen catheterの有用性に関する臨床的検討. 日小外会誌. 1990;26(5):938-46.

10) 井上善文, 他：乳癌患者に対する外来化学療法施行時の上腕ポートの有用性とその管理成績. 臨床と研究. 2005;82(7):1259-63.

2 各論

① エコーガイド下内頸静脈穿刺法
② エコーガイド下腋窩静脈穿刺法
③ 上腕PICC法-1
　　── 挿入と管理上のコツ
④ 上腕PICC法-2
　　── 挿入のポイントとトラブル回避のコツ
⑤ 橈側皮静脈切開法によるCVポート留置術
⑥ エコーガイド下上腕ポート留置術

2 各論

① エコーガイド下内頸静脈穿刺法

渡部 修

1. エコーガイド下内頸静脈穿刺法の背景

　中心静脈カテーテル（central venous catheter：CVC）挿入法は，1952年のAubaniacによる鎖骨下穿刺に端を発し，1959年に大腿静脈穿刺，1960年代に鎖骨下静脈の鎖骨上穿刺，外頸静脈穿刺が開発され，内頸静脈穿刺の報告は1969年のEnglishらが嚆矢とされる[1]。これらの方法はランドマーク法で実施されてきたが，確実性と安全性に対する懸念が増加し，その後のデバイスの発達とも相まって，2Dのエコーガイド下による内頸静脈穿刺法が1986年に米井らによって世界で初めて報告された[2]。この報告以降，エコーガイド下穿刺の安全性，確実性に関する膨大な調査が行われ，その結果，有用性が揺るぎないものとなり，CDC（アメリカ疾病予防管理センター）のガイドライン[3]を含め，現在までにあらゆるガイドラインで推奨される標準手技となった。

　米井らの報告では，長軸像によるエコーガイド下内頸静脈穿刺であったが，ここでは短軸像穿刺2種，すなわちswing scan法とsweep scan法[4]による穿刺テクニックを解説する。エコーガイド下内頸静脈穿刺ではこの2つの方法が適しているが，その理由も後述する。

　CVC挿入の実践において，内頸静脈穿刺は頻繁に選択される手法である。内頸静脈の特徴は[5]，①血管径は10〜22mmで，鎖骨下静脈（7〜12mm），大腿静脈（8〜16mm）と比較しても大きい，②血流量は半径の4乗に比例するため，内頸静脈の血流量は非常に大きい，③体表面に近い位置にある，④右内頸静脈穿刺の場合，右房までは直線的な走行を取っている，などである。この特徴により，穿刺挿入が比較的容易で，緊急時にも適用できること，径が大きいカテーテル（透析用カテーテル，マルチルーメンカテーテルなど）や，Swan-Ganzカテーテルなどを含めた複数のカテーテル挿入が可能であること，血流量が大きいことで血栓形成のリスクが小さくなること，などの利点があり，それが頻用される理由である。

2. 安全・確実な内頸静脈穿刺によるCVC挿入をめざす

　一方，内頸静脈穿刺にはいくつかのリスク要因があり，それを裏づけるかのように，2015年に発足した医療事故調査・支援センターの，医療事故の再発防止に向けた提言第1号「中心静脈穿刺合併症に係る死亡の分析−第1報−」[6]では，内頸静脈穿刺からの死亡事例が10例中8例あったと報告された。すべて機械的合併症が原因であったが，その機序としては動脈誤穿刺・血管損傷からの出血性ショックが5例，気胸からの呼吸不全が1例，頸部血腫からの窒息が1例などであった。しかも，エコーガイド法で実施された事例がこの8例中6例も占めていたことは，エコーガイド下内頸静脈穿刺のテクニックに関して重大な示唆を与える。

　この報告でみられた合併症以外にも，カテーテルの脊柱管内やくも膜下腔への迷入など，内頸静脈穿刺ならではの重篤な機械的合併症の報告がある[7]。感染性合併症ではカテーテル関連血流感染（catheter-related blood stream infection：CRBSI）のリスクも鎖骨下穿刺よりは高い[8]。

　内頸静脈穿刺は，現代日本では最もポピュラーな標準的CVC挿入手技と言えるが，このように必ずしも安全性・確実性が高いわけではなく，標準技術が確立しているわけでもないことを最初に明確に認識する必要がある。ゆえに，この手技に潜在するリスクを洗い出し，エコーガイド下穿刺におけるピットフォールを認識して，それらを回避するような安全手技を確立することが重要である。また，安全なCVC挿入は穿刺技術の問題だけではなく，実施体制・管理体制の標準化も重要である。こうした点に留意しつつ，内頸静脈穿刺の手順を解説する。

3. エコーガイド下内頸静脈穿刺の手順

1）事前準備

1. 適　応

　CVC挿入の必要性は，複数人の合議により決定することが推奨されている[6]。不要な，あるいはハイリスクなCVC挿入は，代替手段を慎重に検討することで有害事象の絶対数を減らすことがその意図である。内頸静脈穿刺の適応は，高カロリー輸液，カテコラミン類，血管刺激性薬剤の投与のほか，Swan-Ganzカテーテル，透析用ブラッドアクセスカテーテル，一時ペースメーカーの挿入などのデバイスの挿入目的でも適応になる。末梢静脈確保困難時にも適応があるが，感染リスク低減の観点からはできるだけその他の代替手段を検討するべきである。

2. リスク評価

　事前に対象患者特有のリスクを評価することで，危険を予知し有害事象を回

避する努力が必要である．リスクの認識がないまま有害事象が実際に発生した場合，リカバリーは困難になりやすい．リスクは隠れていることが多いため，積極的な洗い出しが求められる．評価項目としては，体型，解剖学的な個体差や異常，穿刺部体表面の性状，意識・精神状態，既往・基礎疾患，止血・凝固能，循環動態，呼吸状態などである[9]．特に出血傾向がある場合，血管損傷や動脈穿刺からの出血コントロールが困難となりやすいため注意する．リスクが認識されれば，必要に応じて，穿刺手技・穿刺部位の変更，あるいはCVC挿入自体の延期・中止などの調整を行い，リスク回避に努める．

3. 説明・同意・術前診察

CVC挿入はリスクを伴う危険手技であるので，事前に本人や家族に詳細を書面で説明し同意を得る必要がある．説明のポイントは，必要性，留置方法や手順の概略，合併症の可能性，リスクなどである[6]．また，実施前に本人を診察し，この時，診療記録などの文書だけでは把握できないリスクを評価する．この術前診察により，患者との良好な関係を築き，また患者をリラックスさせることで，結果的にパフォーマンスの向上や処置中のリスク低減に寄与するといった副次的効果も期待できる．

4. 実施場所の選定

CVCを安全に挿入するための実施環境に求められる最低要件は，ある程度広く清潔野がとれること，緊急時には処置ができる広さであること，モニター，エコー，緊急資機材などが設置できることである．さらに，X線透視の利用が強く推奨される[6]．なぜなら，エコーガイドは，穿刺過程は"見える化"されるが，穿刺以降の処置，すなわちガイドワイヤ，ダイレータ，カテーテルの挿入過程での役割は限定的であるため，その過程を"見える化"しリスクを低減するにはX線透視下操作が不可欠だからである．事故が発生した場合には，その早期発見にも役立つ．X線透視は，CVC挿入過程の安全性，確実性を一層向上させる強力なツールである．したがって，最適なCVC挿入環境とは血管造影室であり，それを標準化するべきである（図1）．とすれば，一般病棟の患者のベッドでCVC挿入を実施することは多くの場合，不適である．ただし例外として，ICU入室患者のように移動に大きなリスクを伴う重症患者や，血管造影室への移動や待機の余裕がない救急患者が挙げられる．

2）穿刺前処置

1. 体位

内頸静脈穿刺を実施する際の体位は，静脈の拡張と空気塞栓予防目的で15°程度の頭低位・骨盤高位のTrendelenburg体位とするのが基本であると言われてい

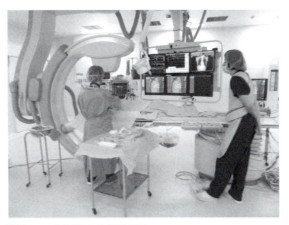

図1 — 自施設の血管造影室

る。しかし，Seldinger法で細径穿刺針を使用し，処置中大気圧に開放しないよう注意すれば，空気塞栓は予防可能で，さらにエコーガイド下穿刺であれば極端な虚脱血管以外はそれほどの静脈拡張を図らなくても穿刺の確実性は低下しないと考えられるので，この体位は重視しなくてよい。行うとすれば，静脈拡張目的でやや下半身を上げる程度でよいだろう。そもそもこの体位は，手術室やICUのベッド以外では容易には作れないため標準化は難しい。

内頸静脈穿刺では頸部を反対側に回旋させ，エコー操作と穿刺操作を行う必要があるが，頸部を回しすぎると動静脈の重なる部分が広くなり，動脈誤穿刺のリスクが増加するため，無理のない角度にとどめる。

2. プレスキャン，穿刺部位の決定

エコーガイド下穿刺では，穿刺前に穿刺部周辺をよく観察することが推奨される[6]。これをプレスキャン（pre-scan）と呼ぶ。その意義は，①目標の静脈が穿刺に適しているかどうか評価すること，②穿刺領域のリスクを洗い出すこと，③穿刺法，穿刺針，穿刺点を選択して決定をすること，④本穿刺時のシミュレーションを行うこと，である。評価項目は，体型の評価，動静脈の同定と周辺構造の評価，静脈内血栓の検索，体表面からの距離・深度の測定，血管径の評価，呼吸性変動の評価，である。これらを検討することで隠れたリスクを洗い出し，穿刺方法を最適化するとともに，リスクが高い場合は計画を変更することで安全を確保する。刺入点は合併症リスクと固定のしやすさのバランスを考えて，概ね甲状軟骨レベルを基準に考える。穿刺側は左内頸静脈からのアプローチは静脈の曲がり角が多く，カテーテル先端が静脈壁に当たるなどしてそこからの合併症のリスクが比較的高くなるため，右側が第一選択となる。

3. 資機材準備

CVC挿入は危険手技であり，有害事象の発生は早期に発見し迅速対応すること

が求められる．そのためには，生体モニター（心電図，SpO$_2$モニター，血圧計）装着下の処置は必須で，救急カート，除細動器，酸素はすぐ使用できる状態にあることも必要条件となる．その他，エコーとその調整，X線透視のセッティング，カテーテルキット（図2Aは自施設で使用しているSMAC™ SMACプラス マイクロニードル タイプのフルキット）と穿刺・挿入に必要な物品（消毒，局所麻酔薬，ニードルレスシステム，エコープローブカバー，ドレッシング材など）を準備する．カテーテルキットは，穿刺時の侵襲度が小さいSeldingerキットで，穿刺針は細径短針の使用が推奨される．太い穿刺針で穿刺して，留置した外套からカテーテルを挿入するthrough-the-cannula方式のキットはリスクが大きいため使用するべきではない．SMAC™ SMACプラス マイクロニードル タイプキットは，図2Bのように Y サイトにスライダーを接続し，格納されたガイドワイヤを挿入する方式である．Y サイトとスライダーの接続には若干の抵抗があり，接続時に針先が動きやすいので，穿刺前に2〜3回接続して抵抗を減弱しておくとよい．エコーの配置は右内頸静脈穿刺の場合，患者の肩付近がよい（図3）．X線透視が利用可能な状況下では透視装置のセッティングを行う．

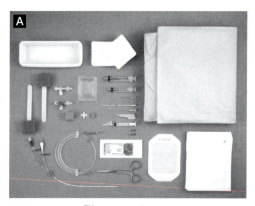
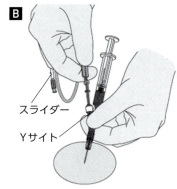

図2 ── SMAC™ SMAC プラス マイクロニードル タイプ
A：フルキット，B：Y サイトとスライダーの接続（日本コヴィディエン社より画像提供）

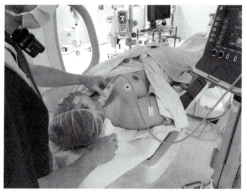

図3 ── 右内頸静脈穿刺でのエコーの配置

4. タイムアウト

タイムアウトとは，手術前に関係者がすべて集まり，確認作業をすることで手術室の事故防止に役立てる手順のことを指す。確認項目は，患者氏名，同意書の有無，適応，リスク，使用資器材，穿刺部位などである。CVC挿入はそのリスク，侵襲性，合併症の規模からすると小手術という位置づけになり，タイムアウトは標準化されるべきである。

> **Tips**
> タイムアウトにより，認識していなかったリスクが発見され共有されることも珍しくない。介助の看護師や診療放射線技師など，他職種と相談したり意見を聞いたりすることで別の視点からの評価が得られ，その結果，CVC挿入の方針が変更される場合もある。また，タイムアウトの時に情報共有していることで，不測の事態が発生した場合でも即座に"チーム化"することができ，迅速な対応が期待できる。ちょっとしたことではあるが，タイムアウトにはこうした効用があるので，CVC挿入の場合でもぜひ取り入れるようにしたい。「たかがCVでそこまで？」と言わず，「されどCV」として新しいスタンダードを作り上げていくべきである。なお，タイムアウトはCVC挿入の記録票を記載しながら確認を進めていくのが効率的である。

3）穿刺挿入処置

1. 感染防御

CVC挿入時，高度バリアプレコーション（maximal barrier precautions：MBP）は必須である。MBPはキャップ（帽子），マスク，滅菌手袋，滅菌ガウン，体全体を覆う大きい滅菌ドレープと定義される[3]。加えて，エコーガイド下穿刺では滅菌プローブカバーが必要である。消毒薬は0.5％を超えるクロルヘキシジンアルコール製剤が第一選択として推奨される[3]が，ポビドンヨードでもよい。その場合，十分な乾燥時間をとる。

2. 局所麻酔

プレスキャンで決定した刺入点付近と，固定具の針をかける部位に局所麻酔（1％リドカイン）を注入する。体表面は痛みを感じるが，皮下組織から内頸静脈までは痛みを感じる組織ではないため，皮下に3mLほどの少量を注入するだけで十分である。多すぎると皮下が厚くなり，エコーガイド下穿刺の障害になりかねないため注意する。局所麻酔が十分に効いていることを確認後，本穿刺を行う。

3. 穿刺テクニック

安全な内頸静脈穿刺をめざす上で，主要な課題は動脈誤穿刺の回避および肺尖部穿刺の回避である。これを穿刺テクニックの選択の面から考えると，長軸像穿刺は穿刺針の全長を視認できるメリットはあるが動静脈の区別がしにくく，動脈

誤穿刺の回避という面では不利になる。この点で，動静脈を同じ画面で視認しながら穿刺する短軸像穿刺のほうが適している。短軸像穿刺は，「穿刺針先端が体表面から目標静脈まで3次元的に移動する過程を，エコーの2次元画像を見ながら，先端を見失わずに誘導し穿刺する」というコンセプトに基づく技術である。ただし，エコーでは目標の血管はよく見えるので，穿刺も容易に感じられるが，同時に穿刺時の針先の移動過程が追えなければ誘導することはできず，エコーガイド下であっても闇雲な穿刺になってしまう。これが，エコーガイド下短軸像穿刺のピットフォールである。エコーがありさえすれば血管穿刺が安全確実になるということではない。3次元的プロセスと2次元的プロセスの統合が技術的核心であり，そのためにトレーニングが必要になる。このコンセプトの理解とトレーニングが不足すると，ランドマーク法よりもかえって合併症が増加するという報告もある[10]。エコーガイド下穿刺における穿刺針先端の誘導技術は，swing scan法とsweep scan法の2種類を区別する。内頸静脈穿刺においては，この2つのテクニックに厳密な使い分けはないが，より浅い位置にある血管ではsweep scan法のほうが適している。swing scan法では，血管が浅いとエコープローブを倒す角度が大きくなりすぎてスキャン自体が困難になるからである。また，どちらもランドマーク法の手法とは異なり，頸部の内側方向へ刺入することになるため，その方向にある椎骨動脈の誤穿刺には十分注意する必要がある。

> **Tips**
>
> 内頸静脈穿刺での合併症防止には，刺入点を体幹部に近づけすぎず，かつ短い穿刺針を使用することがシンプルで有効な対策である。医療事故調の報告では，内頸静脈穿刺からの死亡事故は10件中8件あり，そのすべてで長針（6.0〜8.9cm）を使用していた[6]。しかし，平均的な日本人の体格では，30〜45°程度の角度で穿刺した場合，2cm以内に内頸静脈に当たると報告されている[11]。長針の使用により発生しうる合併症は，肺尖部の誤穿刺による気胸，椎骨動脈誤穿刺や鎖骨下動脈誤穿刺による多量出血，気胸，気道閉塞など，重篤化しやすい。このように内頸静脈穿刺では長針を使う利点はなく，大きいリスクだけが存在しているため，長針は使用しないようにすべきである。SMAC™ SMACプラス マイクロニードル タイプキットでは，短針は34mm，22Gであり，これですべてのエコーガイド下内頸静脈穿刺を実施できると筆者は考えている。経験上も，内頸静脈穿刺でこの短針が届かなかったことはない。「CVC挿入では長い針で穿刺する」というのはランドマーク法の鎖骨下穿刺に限ったことであり，因習であり，思い込みであり，重大事故につながりかねないピットフォールである。

① 短軸像穿刺 swing scan法（動画1）

短軸像とは，血管を横切るようにプローブを当てて，丸く輪切りにした画像で描出することである。

短軸像穿刺swing scan法とは，短軸像で血管を描出したプローブをある1点で固定し扇状に動かすスキャン法（図4）を用いて組織内を進む穿刺針先端を目標血管まで誘導していく手法を指す。

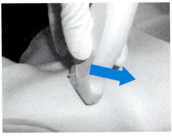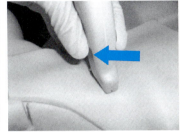

図4 ── 短軸像穿刺swing scan法でのプローブの動き

1 Step1

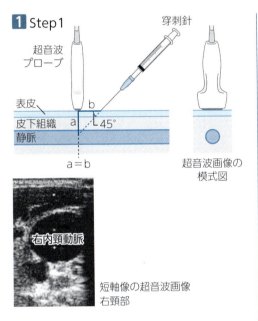

2 Step2

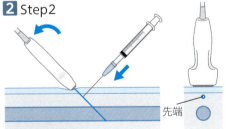

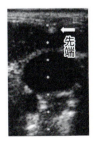

1 穿刺角度を体表面に対して45°とするのを基本とする。その場合，刺入点は，三角比から「穿刺深度と同じだけエコービームから離す」ことになる。まず静脈前壁の最適な刺入点をエコーで決定し，体表から目標静脈の中心までの深さ（a）を画面上のガイドや目盛りを参考に測定する。次に，エコービームが照射されているプローブ中央を起点とし，その深さと等しい距離（b）を手前に延ばし，体表上の刺入点とする。

2 決定した刺入点から45°の刺入角度で，皮下まで浅く（5mm程度）刺入したところで刺入をいったん止める。そこでプローブを刺入点とは反対側にゆっくりとやや大きめに倒し，高輝度な点＝穿刺針先端を見つける。穿刺針先端がわかりにくい場合は穿刺針を前後に軽く揺する動き（jiggle）を加えると，その動きで先端位置が同定しやすくなる。最初にこの先端を認識することなく次のステップに進んではならない。また，先端を見つけようとして激しくプローブを動かしたり，穿刺針をいろいろな方向に動かしたりすると，かえって認識できなくなるので注意する。

3 Step3

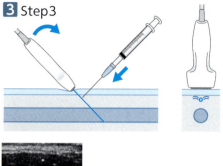

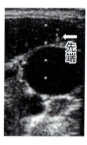

3 穿刺針の先端を同定したらそれを見失わないようにjiggleしながら少しずつ穿刺針を進め，その進めるリズムに同期するようにプローブを手前に起こす（swing scan）ようにしていくと，画面上に穿刺針先端が連続的に目標静脈まで描出されていき，目標静脈まで誘導していくことができる。いったん倒したプローブを，針を進めながら同時に起こしていく動きになる。

> **Tips**
>
> 穿刺針のシャフトを先端と誤認すると正しく誘導できなくなり，後壁穿刺などの合併症のもととなる。最初は穿刺針の先端とシャフトの画像上の区別が難しいかもしれないが，先端はシャフトより輝度が若干高いこと，シャフトは針を進めても位置が変わらないことで区別できる。また，多少断続的でもイメージの中に先端位置がどのあたりにあるか把握されていれば，リカバーできる。もし，先端を見失ったり，シャフトを疑ったりする場合は，先端が見えたところとぎりぎり見えないところの境界（見え切り）を見出して，先端を再発見する。慣れないうちは画像と手元を何度も見比べて，推測される穿刺針先端の深度と画面上の深度が一致しているかどうか，確認しながら誘導していくことが大切である。

4 Step4

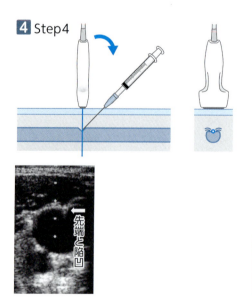

4 穿刺針の先端が目標静脈の前壁に到達した後，軽く押すと前壁が陥凹してハート型のように変形して見える"ハートサイン"が描出される。このハートサインが見られれば，針先が静脈壁に接している，その断面をとらえたことになり，「あと一歩で穿刺できる」段階になる。このサインで「穿刺針を目標血管の前壁まで誘導を完了した」という意味になるので，このハートサインの確認は重要であり，このサインを見出すことを目標に誘導していく。

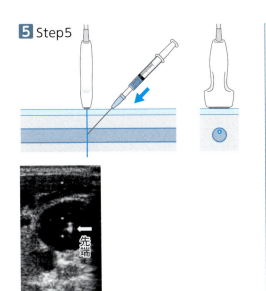

5 Step5

5 最後のステップは静脈穿刺の技術の問題になり，できるだけ前壁穿刺で成功させることを目標とする。静脈壁を穿刺した時に感じる"プツン"という手ごたえ，エコーで変形した静脈壁の回復と静脈腔内の先端の描出（bull's eye signまたはtarget sign），注射器内への血液の吸引で，穿刺成功の指標とする。この後，ガイドワイヤの挿入を容易にする目的で，針先が抜けないよう画面で監視しながら穿刺針の角度を少し倒してもよい。

短軸像穿刺 swing scan法の手順 ● まとめ

① 深度を測定し刺入点を決定する。
② 穿刺針を皮下に刺入したところでプローブを大きくswing scanで反対側に倒し，穿刺針の先端を同定する。
③ 穿刺針を徐々に刺入するのに同調させて，プローブを徐々に起こすswing scanをする。
④ 3次元的に，刺入されていく穿刺針先端が画面に連続的に描出される。
⑤ 穿刺針の先端を目標静脈に徐々に近づけるように誘導していく。
⑥ 穿刺針の先端が静脈の前壁直上まで到達すれば一気に穿刺する。

Tips 後壁穿刺は合併症の大きな原因になる。エコーガイド下穿刺は穿刺の全過程を目視できる技術なので，前壁穿刺で成功させることを目標とする。静脈は内圧が低く壁が薄いため，ゆっくりじわじわ穿刺すると静脈前壁は徐々に陥凹するだけで穿刺できず，いつの間にか後壁も一緒に穿刺してしまうことになる。静脈前壁だけを穿刺するには，ある程度勢いをつけて穿刺し，後壁まで貫かないようにわずかにすぐ引き戻すようなモーションにするのがコツである。キツツキが木の幹をつつくようなイメージである。

②短軸像穿刺 sweep scan法（動画2）

sweep scanは，エコープローブを掃くように，または滑らすように平行移動させるスキャン法である（図5）。短軸像穿刺sweep scan法は，sweep scanで穿刺針先端の移動を断続的に描出しつつ，目標静脈に誘導し穿刺する手法である。

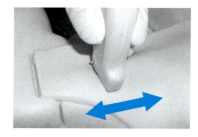

図5 ── 短軸像穿刺sweep scan法でのプローブの動き

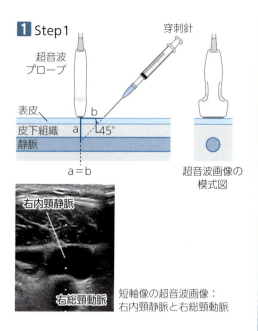

1 Step1

1 swing scanと同じく，静脈前壁の最適な刺入点をエコーで決定し，体表から目標静脈の中心までの深度（a）を画面上のガイドや目盛りを参考に測定し，エコービームが照射されているエコープローブ中央を起点とし，その深度と等しい距離（b）を手前に延ばし，刺入点とする。

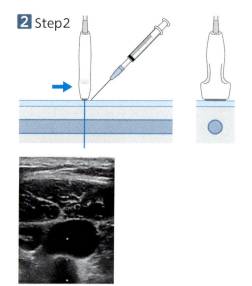

2 Step2

2 刺入点を決定後，刺入する前にエコープローブを穿刺針ぎりぎりまでsweep scanで近づける。この時，穿刺針がプローブの中心と一致していること，穿刺針の軸とプローブの軸が一致していること，すなわち斜めに穿刺しそうになっていないことと画面上のガイドと目標血管の中心とが一致していることを確認する。

Tips 穿刺針の把持のしかたは，押し子（プランジャー）把持法（図A）とペンホルダー法（図B）の2通りある。押し子把持法は押し子を持ってフィンガーフランジに指をかけ，穿刺成功後に押し子を引き出すようにして陰圧をかける方法である。この持ち方は穿刺角度の調節が手首で容易にできること，すぐに陰圧がかけられることなどのメリットがあるが，穿刺針が宙に浮く形で穿刺をすることになり，やや不安定となる欠点がある。ペンホルダー法はYサイトを把持し小指側を体表面につけて安定させて穿刺する方法で，微妙な穿刺操作が可能であるためsweep scan法に向いている。ベベル（切先）は必ず上向きになるように把持し，穿刺する。エコーの反射が増加し，先端とシャフトが区別しやすくなる。

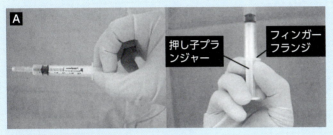

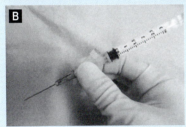

A：押し子把持法，B：ペンホルダー法

3 Step3

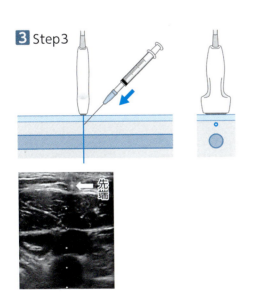

3 エコープローブはそのまま動かさないで，穿刺針を45°の刺入角度でゆっくり刺入する。この時，プローブカバーを穿刺しないように注意する。ある深さまで進めると穿刺針先端はエコービームとクロスし，画面に高輝度な動く点（穿刺針先端）が現れる。この穿刺針先端が現れたら，すぐにいったん刺入を止める。

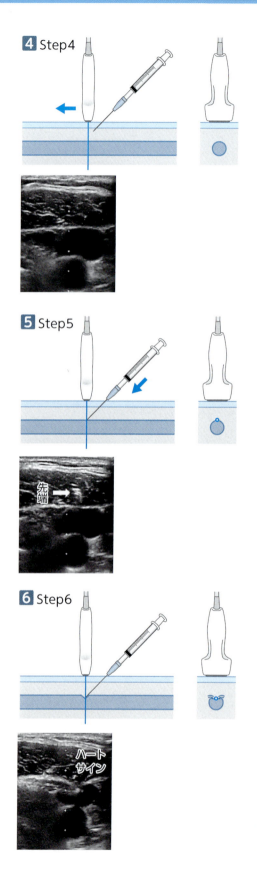

4 次に，穿刺針は動かさず，エコープローブだけを穿刺針から遠ざかる方向へゆっくりわずかずつsweepしてずらす。すると画面では見えていた先端がゆっくり消えていく。完全に消えたところですぐにsweepを止める。

5 続いて，Step 3のように，穿刺針をゆっくり同じ穿刺角度でわずかに進めると，その前の画像よりは若干下方に，また穿刺針先端が現れる。それからStep 4のように，再度エコープローブだけを穿刺針から遠ざかる方向へゆっくりわずかずつsweepしてずらし，画面上から消す。このように，針を進める→画面に先端が現れる→エコープローブをsweepして画面から先端を消す→針を進める→画面に先端が現れる，というアルゴリズム動作を数回繰り返していくと，先端が断続的に見えたり消えたりしながら次第に深度を下げつつ，徐々に静脈に近づいていき，誘導することができる。

6 swing scan法と同様に，先端が目標静脈の前壁に到達した後，軽く押すと前壁が陥凹してハート型のように変形して見える"ハートサイン"が描出される。このハートサインが見られれば針先が静脈壁に接しているその断面をとらえたことになり，「あと一歩で穿刺できる」状態と判断できる。この画像で「穿刺針を目標血管の前壁まで誘導し終わった」という意味になるので，このハートサインの確認は重要であり，このサインを見出すことを目標に誘導していく。

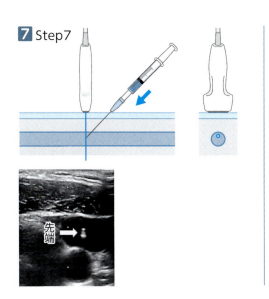

7 Step7

7 swing scan法と同様に，前壁穿刺で成功させるように穿刺する。

> **短軸像穿刺 sweep scan法の手順●まとめ**
>
> ①刺入点を決定し，刺入前にプローブを穿刺針ぎりぎりまで近づける。
> ②プローブを動かさず穿刺針をゆっくり刺入すると，ある深さで穿刺針の先端が画面上に現れる。そこでいったん刺入を止める。
> ③プローブを遠ざける方向にゆっくりsweepし，画面上で穿刺針の先端が消えたら止める。
> ④穿刺針を再度ゆっくり刺入し穿刺針の先端が現れたところでまた止める。
> ⑤見える→消す→見える→消す…と穿刺針の先端を断続的に描出しつつ目標の静脈に誘導していく。
> ⑥穿刺針の先端が静脈前壁直上まで到達すれば一気に静脈を穿刺する。

4. ガイドワイヤ挿入

　Yサイトにスライダーをきちんと接続した状態でないと，ガイドワイヤをうまく送れないので，しっかり入れる。この時，必ずYサイトの部分を持ち，シリンジ部分は持たない（図2B）。穿刺針先端が血管内腔から動かないように体表面に手を当ててしっかり固定してスライダーをYサイトに接続する。針先をガイドワイヤが通過する際に若干抵抗が感じられるが，それ以上の強い抵抗がみられた場合は静脈壁にガイドワイヤが当たっているか，血管外である可能性があるため，力まかせに挿入してはならない。挿入が深すぎると心筋を刺激し心室細動など致死的不整脈を惹起するおそれがあるため，頸部からのアプローチでは20cm以内の挿入にとどめる。または，X線透視下で深度を確認しながら挿入する。ガイドワイヤ

が進まず抜去もできない状態，すなわち穿刺針先端でトラップされた場合は，無理に引き抜くとガイドワイヤが離断し血管内に遺残するリスクがあるので，穿刺針ごと引き抜く。

5. ポストスキャン

ガイドワイヤ挿入時には細い血管への迷入などのトラブルが起きやすく，それに気づかないと大きな合併症に進展する。そのため，ガイドワイヤが正常に挿入されたかどうかの確認は非常に重要で，X線透視下とエコーのどちらかまたは両方行う。エコーによる確認では，ガイドワイヤに動きを与えながら短軸像と長軸像の両方で描出し，ガイドワイヤが内頸静脈内にあり，内頸静脈外に留置されていないことを確認する（図6）。これをポストスキャン（post-scan）と呼んでいる。ただし，ポストスキャンで描出できる範囲は狭いため，ガイドワイヤの先端までは確認できない。あくまで刺入部付近での静脈内留置が確認できるだけである。X線透視下操作では，正常解剖が把握されている限り，刺入部から先端までガイドワイヤの位置確認は確実に行えるはずである。

6. ダイレータ挿入

ダイレータは硬い素材なので，勢いよく深く挿入することで血管損傷をきたすリスクがあるため，ゆっくり慎重に挿入する。この操作でもX線透視下では確実に深度と刺入方向が目視でき，ガイドワイヤの屈曲や血管損傷を予防し，安全性をより高めることができる。

7. カテーテル挿入

ガイドワイヤに通したカテーテルを進める際，ガイドワイヤがカテーテルとともに進んで心筋を刺激して不整脈を誘発しないように，ガイドワイヤは術者の体に固定し，カテーテルだけを進めるようにする。適切なカテーテル先端位置は，仮に血管を穿通する合併症が発生したとしても，心タンポナーデを発生させない位置，す

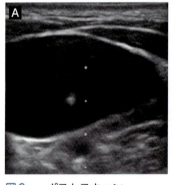 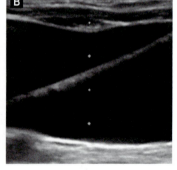

図6 — ポストスキャン
A：短軸像，B：長軸像

なわち心外膜の範囲外にあることが要件となる。これは，気管分岐部付近を目安にするのがよい。しかも，呼気相と吸気相では縦隔とカテーテル先端の相対的位置関係が変わるので，カテーテル先端が最大に進んでも心外膜の外側になるように，「呼気相で息止めした時にカテーテル先端が気管分岐部にくるように留置する」ことが最適となる。これはX線透視下以外では不可能であるので，この点からもX線透視下操作は強力な安全手技であり，CVC挿入手順のスタンダードにしなければならない。左内頸静脈からの穿刺挿入では，血管走行の特徴により，先端が上大静脈の壁に押し付けられやすく，血管穿通のリスクを抱えることになりやすい。ゆえに，上大静脈の壁とパラレルになるように留置するか，カテーテル先端が左腕頭静脈と上大静脈の合流点付近になるように留置するのが安全である。

8. 固定・ドレッシング

カテーテルの抜け，ずれを防ぐために，キットに同梱の固定具を用いて皮膚と縫合固定する。カテーテルに直接糸をかけて固定するのは，強く牽引されるとカテーテルが縫合糸により切断されやすく，その場合，体内へ断端が遺残するリスクがあるため推奨しない。また，太い絹糸による固定は縫合部の傷が大きくなり，感染リスクが上昇するため推奨しない。ドレッシングは透明な半透過性フィルム型ドレッシングを推奨する[3]。

9. 確 認

カテーテル留置後は，必ずX線写真を撮影し，カテーテルの走行，先端位置，合併症のないことを確認する。スムーズに挿入されて静脈血の逆流があっても中心静脈内とは限らず，カテーテル位置異常・迷入から大事故に至る可能性もあるため，直後の確認は重要である。この時も呼気位で撮影する。カテーテル先端位置を確認することなく輸液を開始するのは，原則として禁忌である。また，治療経過中，X線写真を撮影するたびに，カテーテル位置が変化していないか，新たな合併症が出現していないか，チェックするべきである。

10. 記 録

危険手技であるがゆえに，CVC挿入では合併症発生率の集計，標準手順の維持，事故発生時の検証の目的等で，全数調査を行うことが求められる。紙ベースまたは電子化された記録フォーマットで，施設の実情に応じた実施記録のシステムを構築し，必要時に統計処理できるように管理する。

4) 管 理

1. モニタリング

CVC挿入後，数時間から数日してから合併症が顕在化し発見される場合もある。それを早期に発見するためには，挿入後ある程度の期間，生体モニターでモニタ

リングすること，患者の身体所見や自覚症状などを細かく観察すること，またそれらの情報を医師－看護師間で共有し，変化があった場合には迅速に対応する体制を構築することが望ましい[6]。

2. ドレッシングの交換

フィルムドレッシングの定期交換は週1～2回行う。またドレッシングの汚染時など，必要時には随時交換する。ドレッシング交換時は手指消毒を行い，未滅菌手袋・マスクを着用する。挿入部周囲の皮膚を清拭し，皮膚の清浄化を図る。挿入部位は最低でも1日に1回は観察する。観察項目は挿入長の確認，挿入部の異常（発赤，腫脹，疼痛，熱感，浸出液の有無）のチェックである。

3. 抜　去

カテーテル抜去時および抜去後に，カテーテル挿入部の瘻孔を介して，胸腔内の陰圧によって吸気時に空気が静脈内に引き込まれ空気塞栓をきたす合併症が知られている。肺空気塞栓による循環不全や，奇異性脳空気塞栓により中枢神経障害に進展するなどの重症化や，死亡例も報告されている[12]ので，抜去時にも大きなリスクがあることを認識する。安全なカーテル抜去の方法とは，①臥位またはTrendelenburg体位で抜去する，②抜去後は数分間圧迫する，③通気性のないドレッシング材を貼付する，④しばらく安静臥位を保持する，である。

4. おわりに

短軸像穿刺2種によるエコーガイド下内頸静脈穿刺は，画面を見ながら両手を操作する"hand-eye coordination"のテクニックであるが，他の多くの高度な医療技術に比べればその難易度は決して高くはないはずである。経験上もシミュレータによるトレーニングと，10～20例のエキスパートのスーパーバイズがあれば習得できるものと考えている。

文献・参考資料

1) Irwin SR, et al:Intensive Care Medicine. 4th ed. Lippincott-Raven, 1999, p17.

2) Yonei A, et al:Real-time ultrasonic guidance for percutaneous puncture of the internal jugular vein. Anesthesiology. 1986;64(6):830-1.

3) Healthcare Infection Control Practices Advisory Committee:Guidelines for the prevention of intravascular catheter-related infections. Am J Infect Control. 2011;39(4 Suppl 1):S1-34.
   [https://www.cdc.gov/hai/pdfs/bsi-guidelines-2011.pdf] (CDC)

4) 徳嶺讓芳, 他：初期臨床研修医に対する超音波ガイド下中心静脈穿刺トレーニング. 日臨麻会誌. 2008;28(7):956-60.

5) Marino PL：ICUブック. 第4版. 稲葉英一, 監訳, メディカル・サイエンス・インターナショナル, 2014, p15-33.

6) 医療事故調査・支援センター：医療事故の再発防止に向けた提言第1号. 中心静脈穿刺合併症に係る死亡の分析─第1報─. 日本医療安全調査機構, 2017.
[https://www.medsafe.or.jp/uploads/uploads/files/publication/teigen-01.pdf]

7) 徳嶺讓芳, 他：内頚静脈穿刺でのカテーテルの脊柱管内誤挿入〜発生機序の一仮説〜. 日臨麻会誌. 2014;34(5):669-73.

8) Parienti JJ, et al：Intravascular Complications of Central Venous Catheterization by Insertion Site. N Engl J Med. 2015;373(13):1220-9.

9) 渡部 修：必ず上手くなる！ 中心静脈穿刺. 森脇龍太郎, 他, 編. 羊土社, 2007, p17-21.

10) Yorozu T, et al：Ultrasound guided central venous catheter insertion could be hazardous by inexperienced operators. Anesth Analg. 2010;110(1):S-206.

11) 徳嶺讓芳, 他：麻酔科医ための3D解剖学講座 5時限目 内頚静脈穿刺. LiSA. 2011;18(6):590-8.

12) Pinho J, et al：Cerebral gas embolism associated with central venous catheter：Systematic review. J Neurol Sci. 2016;362:160-4.

2 各論

② エコーガイド下腋窩静脈穿刺法

———— 尾形高士

　中心静脈カテーテル（central venous catheter：CVC）は，中心静脈栄養法（total parenteral nutrition：TPN）を実施するのに必要なルートであることは言うまでもない。化学療法，骨髄移植，集中治療の領域など幅広く用いられている。一方，鎖骨下静脈穿刺に代表される中枢挿入式中心静脈カテーテル（centrally inserted central catheter：CICC）挿入術の際に起こる機械的損傷に代表される合併症[1]への対策，CVC留置の際の感染管理などのマネジメントが重要である。また近年では，末梢挿入式中心静脈カテーテル（peripherally inserted central catheter：PICC）の発達もあり，CICCの使用方法，使用目的を明確にし，不必要なCVC挿入を制限し，かつ安全なCVC挿入の手技開発，それに伴う教育体制や感染サーベイランス体制も同時に重要となる。ここでは，CICC，特にリアルタイムエコーガイド下の腋窩静脈穿刺の穿刺手技に的を絞り，解説する。

1. リアルタイムエコー下穿刺の特徴

　リアルタイムエコーガイド下穿刺の特徴として，まず「そこに刺すべき血管があるかどうかが視認できる」ことがある。従来行われていたランドマーク法は，解剖学的特徴はふまえているものの，見えていない血管をいわば手探りで穿刺しにくいという手技である。これに対してエコーガイド下穿刺は，血管の穿刺成功率を上げ，合併症率を下げるという報告が多い[2]。また，同手技を指導医が研修医に指導する際，ランドマーク法では視認できない血管を刺す手技であることから，施設ごとにさまざまな指導方法が混在する可能性がある。その点，リアルタイムに血管画像を見ながら穿刺を行うメリットとして，指導医が研修医に手技を教える際に，同じエコー画像を共有しながら，再現性のある方法を指導医が示す通りに学ぶことが可能となると考えられる[3]。

2. 解剖学的特徴

腋窩静脈は，その中枢側は鎖骨下静脈となり，上大静脈へと続いている。腋窩静脈と鎖骨下静脈との解剖学的境界は第一肋骨外縁である。リアルタイムエコーガイド下穿刺では，その最中に，厳密に腋窩静脈と鎖骨下静脈を区別するのは難しい場合があるが，腋窩静脈（鎖骨下静脈）は平行して走行する腋窩動脈（鎖骨下動脈）より内側（正中寄り）のやや浅層を走行する（図1）。これを知っておくことが，後に解説する同血管の描出の際に役立つ。また，腋窩静脈穿刺は「基本的には胸郭外での穿刺」となるため，長軸スキャンにより血管描出ができれば，本血管より深層に針を進めなければ原則的には肺を刺すことがないと考えられる。これらを知った上で，リアルタイムエコーガイド下穿刺を実施する。

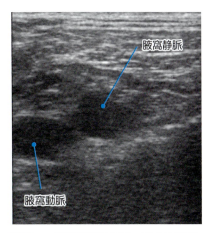

図1 —— 腋窩静脈のエコーによる描出
画面右側が体の正中となる。腋窩静脈は腋窩動脈より内側の浅層を走行している。

3. リアルタイムエコーガイド下での穿刺準備

通常のCICC穿刺時と同様に，高度バリアプレコーション（maximal barrier precaution：MBP）が必要であり，マスク，帽子，滅菌ガウン，滅菌手袋，患者の体全体が覆われる滅菌ドレープを使用する。安全なCICC挿入のポイントは，使用する静脈への穿刺が成功するかどうかである。その中で重要な因子として，①穿刺用アタッチメントの使用，②穿刺針の太さ，③echogenic needleの使用があり，ここで解説する長軸スキャンアプローチを用いた穿刺の場合，長軸穿刺用のアタッチメント（図2）を使用すると穿刺が容易になる（後述）。また，リアルタイムエコーガイド下に穿刺する場合はそのエコープローブも無菌的に扱わなければならないため，滅菌されたエコーカバー，滅菌エコーゼリーも必要となる。なお，エコープローブは滅菌エコーカバーの中に入れた状態（図3）で血管をスキャンする。

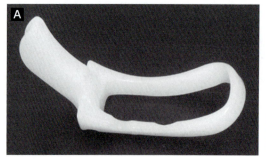
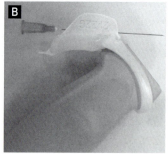

図2 —— 長軸スキャン穿刺用アタッチメント
A：Infiniti Plus™ Needle Guide（インフィニティプラスニードルガイド）
B：エコープローブに装着し，その外側にさらにニードルガイドを装着する。

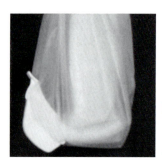

図3 —— 滅菌エコーカバーを装着したエコープローブ
滅菌エコーカバーの外側から，滅菌したニードルガイドを装着する。

4．エコーでの腋窩静脈描出法（動画）

　ここでは，右腋窩静脈穿刺について解説する。まず鎖骨の内側に平行にプローブを当て，鎖骨の下から血管をスキャンする。これを鎖骨と平行に，徐々に外側にずらしていくと（図4），図1に示したようなエコー像が得られる。図1のように，腋窩静脈（鎖骨下静脈）は正中寄りの浅層に存在し，エコープローブの圧迫により容易に変形するのが特徴である（図5）。また，同静脈は呼吸性変動によりその内腔に流れる血液の量が変化するため，吸気で平坦化し，呼気，特に呼気終末で膨張するのも特徴である。静脈をエコーの画面中央にとらえ，そのままエコープローブを反時計周りに回転させ（図6），腋窩静脈のみを描出するように心がける（図7）。この際，必ずしも腋窩静脈を単独で描出できるとは限らず，画面の一部に並走する腋窩動脈が一緒に描出される場合が多い。そして，どちらが静脈で，どちらが動脈か悩むことも多い。その場合は，解剖学的特徴を思い出すとよい。同部位では，静脈は動脈の浅層を走るので，エコープローブの角度をごくわずかに頭側に振ると，その深層に動脈が描出される。逆に，ごくわずかに尾側に振るとその浅層に静脈が描出されるので，これを参考すると静脈を見失わずに済む。なお，腋窩静脈を単独で描出できなくても，後述する穿刺ルート上に動脈が描出されなければ，腋窩静脈穿刺は可能となる。

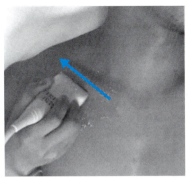

図4 —— 腋窩動静脈（鎖骨下動静脈）のスキャン

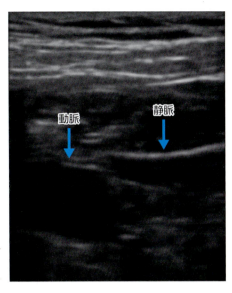

図5 —— 腋窩静脈（鎖骨下静脈）をエコープローブで圧排している像
静脈は動脈に比べて圧迫により変形しやすい。

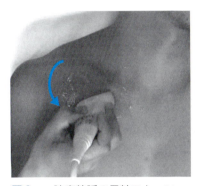

図6 —— 腋窩静脈の長軸スキャン
術者は右手の小指球を患者の体に置き，エコープローブと手が空中に浮かないようにする。このように，プローブの角度を微調整できるようにするとよい。

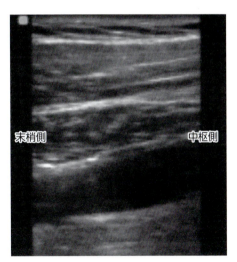

図7 —— 右腋窩静脈の描出

5. 長軸スキャンアプローチを用いた腋窩静脈に対するリアルタイムエコーガイド下穿刺法（動画）

　まず，鎖骨下の静脈を穿刺する理由から解説を始める。今回，長軸スキャンアプローチの解説を行う訳だが，まずリニアのエコープローブを鎖骨の外側において図6のようにスキャンするので，このエコービーム内で穿刺するということであれば穿刺部位はまず鎖骨/第一肋骨の外側になり，針が静脈に入る部位は腋窩静脈ということになる。いわば胸郭外穿刺ということとなり，血管の後壁より深部に針を進めなければ気胸は原則的には起こらないことになる。

1 穿刺針の使い方

エコーによる腋窩静脈描出法に関しては前述の長軸スキャン穿刺用アタッチメントを用いて穿刺を行う。筆者が用いているのは穿刺位置と穿刺角度が自由に設定できるタイプの穿刺ガイドであり、穿刺針をまっすぐに使用すればほぼエコービーム上に穿刺針の印影を描出することが可能である。本手技に熟練した医師であれば、本アタッチメントを用いなくても穿刺は可能となるが、まだ本手技に慣れていない術者、もしくはこれから本手技を習得する術者にとって本アタッチメントは穿刺の際に非常に有用である。しかしながらその際に重要なのは、穿刺針をまっすぐに使うことである。本アタッチメントを使用すれば常に針をまっすぐに使用できるとは限らず、また、常にエコー下に穿刺針を描出できるとは限らない。本アタッチメントを用いても決して穿刺針には無理な力をかけず、針をまっすぐに使用することが大切であり、それがエコービーム上に穿刺針を描出するポイントでもあり、深い位置での穿刺の際は特に重要な点でもある。

2 血管の穿刺

上記のように腋窩静脈を描出したら、まずは局所麻酔を行う。体表を麻酔した後、23G針をまっすぐに使用し、エコー画面の左上から右下へ針先が穿刺する血管の表面まで到達したら、同部位までの局所麻酔を行う。この時に静脈を穿刺（試験穿刺）してしまうと、同部位に血腫が生じ、以降の穿刺が難しくなる可能性があるため、筆者は血管への試験穿刺を行っていない。そのため、穿刺する血管が静脈であることを上記の手技にて確実に行っておく必要がある。局所麻酔が終わったら、本穿刺に移る。本穿刺ではなるべく細い針やechogenic needleを用いることにしている（後述）。

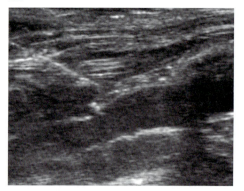

図3 穿刺針を静脈表面まで進めたところ。

3 穿刺針を静脈表面へ進める

穿刺針を静脈表面へ進める。試験穿刺と同様に、エコープローブの外側より穿刺針をまっすぐに刺入し、エコー画面を常にモニターしながら穿刺針を静脈の表面まで進める。

4

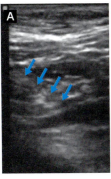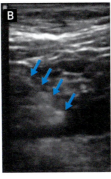

A：血管表面に穿刺針が接している。
B：同部位で少しつついている。
Aでは針が血管表面まで到達しており，Bでは血管表面を少し押しているのがわかる。

5

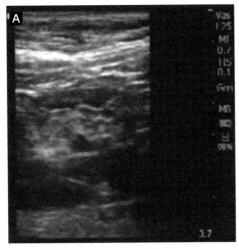

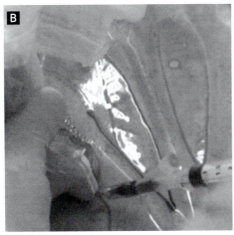

A：血管内腔に穿刺針がある。
B：穿刺針より血液の逆流が確認できた。

4 血管表面に穿刺針が到達したことの確認

穿刺針が同部位までたどりついたら，手元の穿刺針を動かす動作と針先の動作がシンクロしていることを確認する。具体的な方法としては血管表面を穿刺針が確実につついているのをモニター上で確認することが大切であり，この所見により穿刺針が血管に当たっていると判断することができる。

5 静脈の穿刺／穿刺後の逆血確認

穿刺針が血管表面に当たっていることを確認した後に，静脈を穿刺する。その際，呼気終末に最も血管内腔が怒張し，穿刺がしやすいことを利用する。つまり，穿刺針を血管手前に置いた後，深呼吸の呼気時に呼吸を停止させ，その際に穿刺するのがよい。穿刺の際は穿刺針が静脈表面を貫いた際に穿刺針に押されていた静脈表面が元に戻るのをモニター上で確認し，同時に穿刺針を持っている手に血管を貫いた"手感覚"が伝われば穿刺が成功した可能性が高い。穿刺後はシリンジに血液の逆流を確認するが，この時点で血液の逆流がない場合は血管内に針が刺さっていない（もしくは貫いてしまっている）か，もしくは血管の後壁に穿刺針が当たっていて血液が引けないかのどちらかである。その際は穿刺針を少し寝かせてみて，それでも逆流が確認できない場合は穿刺針を少し手前に引いてから血液の逆流を確認する。血液の逆流の確認ができたらガイドワイヤを挿入する。ガイドワイヤ挿入の際に強い抵抗を感じたり，患者が強い疼痛を訴えたりする場合は，ガイドワイヤが血管に入っていない場合もあるので，穿刺針とガイドワイヤを引き抜いて再度穿刺からやり直しをする。

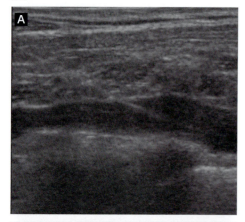

A：腋窩静脈内にガイドワイヤが挿入されていることをエコー上でも確認する。
B：内頸静脈内にガイドワイヤを示すエコー輝度がないことを確認する。

6 ガイドワイヤの確認

ガイドワイヤが挿入できたら，エコーにてそのガイドワイヤが血管内に挿入されていることを確認する。その際は穿刺時と同様に，エコープローブを長軸スキャンにて腋窩静脈を描出させ，その内腔にガイドワイヤが挿入されていることを確認する。CICC穿刺を透視下で行っている場合はガイドワイヤの進みがよくわかるが，処置室などで行っている場合は上記の様に腋窩静脈内に挿入されていることがわかってもその先までは見ることができない。そのため，右内頸静脈にガイドワイヤが迷入していないことをエコー上で確認する。この所見をもってガイドワイヤが上大静脈方向に進んでいるものとみなし，以降の処置を行う。

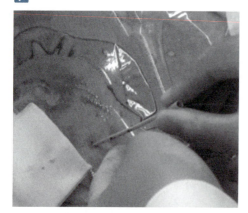

皮膚を少しだけ切開し，ダイレータをガイドワイヤの角度と同じ角度で刺入する。ダイレータ表面が親水性加工されている場合は，生理食塩液などで濡らしてからダイレーションするとよい。

7 ダイレータ刺入／カテーテル本体の挿入

ガイドワイヤが血管内に留置されていることを確認した後，ダイレータを用いて刺入部を拡張する。その際，穿刺されているガイドワイヤと同じ角度でダイレータを挿入することが大切である。刺入の角度を誤ると皮下組織内でガイドワイヤが曲がってしまい，血管内に正確にダイレータが刺さらないこともあるので注意が必要である。ダイレータで拡張後，ガイドワイヤに沿ってカテーテルを挿入する。

6. 穿刺針の選択

1) 穿刺針の太さ

　　血管への穿刺について，針の太さは重要な因子となる。筆者は以前，太い針での穿刺（かつてのCVポート穿刺）もリアルタイムエコーガイド下で経験している。その際，太い針での穿刺だと血管表面に確実に当たっているが，それを貫くのが困難であった症例を経験している（図8）。これは針の太さが影響しており，リアルタイムエコーガイド下で行った細い針と太い針での平均穿刺回数では有意に細い針での穿刺回数が少なかった（表1）。したがって，穿刺の際は細い穿刺針を用いてより確実に穿刺を行い，ルートを確保した上でダイレータを用いつつカテーテルを留置するのがCICC挿入をより成功に導く鍵であると考えている。

2) echogenic needleの使用

　　穿刺針の太さがCICC挿入成功の鍵と先に述べたが，リアルタイムエコーガイド下では，穿刺針の見やすさも大切であると考えている。通常の針と比較し，穿刺針の先端が加工されエコー下穿刺の際に視認しやすいechogenic needleの使用（図9）はエコーガイド下で特に有用であると考えている。

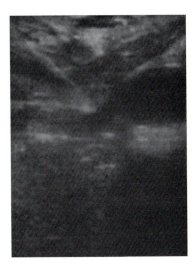

図8 ── 太い穿刺針での穿刺
血管の表面に穿刺針が確実に当たっているにもかかわらず，針の太さ（16G針）のためなかなか穿刺できない。

表1 ── 穿刺針の太さによるリアルタイムエコーガイド下での平均穿刺回数

	症例数	平均穿刺回数	気胸／血胸
Group A (21G)	862	1.13±0.45	0
Group B (16G)	69	1.45±0.72	0

$p < 0.01$
当センター指導医による平均穿刺回数を示したものである。Group Aのほうが，有意に穿刺回数が少ない結果であった。すなわち，細い針を用いるほうが，より穿刺回数が少ない。

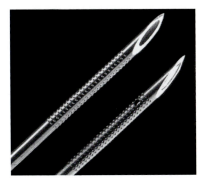

図9 ── echogenic needle
さまざまな種類のechogenic needleが販売されている。いずれも針先に加工が施されており，リアルタイムエコーガイド下で針の視認を容易にする。
（Cook Medical社より画像提供）

7. その他のコツ

穿刺時の滅菌エコーゼリー塗布の際，ゼリーが滑り落ちないようにガーゼを上手に滑り止めとして用いることもコツの1つである（図10）。また，穿刺した血管が静脈であることの確認のため，血液ガス分析を用いて確実に静脈血であることを証明する。その後，ダイレータ挿入とカテーテル挿入を行う施設もある。以下，本項の中でも重要だと思われるポイントをまとめた。取り入れることのできる項目はぜひ試していただきたい。

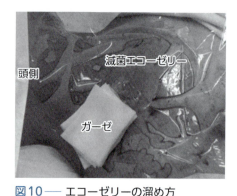

図10 — エコーゼリーの溜め方
鎖骨付近にガーゼを上手に置くことにより，エコーゼリーが滑り落ちないように溜めておくことができる。

8. おわりに

経腸栄養の発展，PICCの発展もあるが，CICCの役割はいまだに重要である。CVポート留置を含め，そのルートへの穿刺技術は大切と考える。本項，そして添付の動画がその一助になることを祈念する。

> **エコーガイド下腋窩静脈穿刺法のコツ ● まとめ**
>
> ① 穿刺用アタッチメントを用いる。
> ② 細い穿刺針を用いる。
> ③ echogenic needleを使用する。
> ④ 腋窩静脈／動脈の同定に悩んだら，解剖学的特徴を思い出す。プローブをわずかに頭側へ振ると深層に動脈が描出され，尾側に振ると浅層に静脈が描出される。
> ⑤ 血管の後壁より深部に針を進めない。
> ⑥ 穿刺針は，まっすぐに使う。
> ⑦ アタッチメントを用いていても，穿刺針には無理な力をかけない。
> ⑧ 手元の穿刺針の動きを，モニター上で必ず確認する。
> ⑨ 穿刺後に逆血が確認できない時は，うまく針が刺さっていないか（血管内にない，貫いている），後壁に針先が当たっている。

| 文献・参考資料 |

1) Parienti JJ, et al:Intravascular Complications of Central Venous Catheterization by Insertion Site. N Engl J Med. 2015;373(13):1220-9.
2) Randolph AG, et al:Ultrasound guidance for placement of central venous catheters: a meta-analysis of the literature. Crit Care Med. 1996;24(12):2053-8.
3) 尾形高士, 他:リアルタイムエコーガイド下中心静脈穿刺. JOHNS. 2016;32(10):1505-9.

2 各論
③ 上腕PICC法-1
――挿入と管理上のコツ

井上善文

1. 上腕PICC法の背景

　中心静脈栄養法（TPN）を安全に実施するための基本は，中心静脈カテーテル（CVC）および輸液投与経路の安全な管理である。合併症を発生させることなくCVCを挿入し，カテーテル関連血流感染症（catheter-related bloodstream infection：CRBSI；カテ感染）を発生させることなく，目的とする期間，TPNを実施できなければならない。

　現在も鎖骨下穿刺や内頸静脈穿刺によるCVC挿入（中枢挿入式中心静脈カテーテル，centrally inserted central catheter：CICC[1]）に伴う重篤な合併症の発生が問題となっている。さまざまな合併症予防対策が講じられているが，これらの穿刺方法自体，解剖学的にみても，気胸や血胸などの重篤な合併症の発生を完全に防ぐことはきわめて困難であると言わざるをえない。

　PICC（peripherally inserted central catheter；末梢挿入式中心静脈カテーテル）は，肘または上腕の静脈を穿刺して上大静脈内に先端を留置させるCVCで[2]，気胸や血胸などの重篤な合併症を発生させることなく挿入することができる（図1）。最も安全なCVC挿入方法である。

　肘から挿入する場合（肘PICC法）は，肘正中皮静脈や尺側皮静脈などの見える，あるいは触知できる静脈を穿刺して挿入するので，きわめて安全かつ容易に実施することができる。しかし，肘を曲げることによって，滴下不良となる，静脈炎の発生頻度が比較的高い，などの管理上の問題がある[3]。

　上腕の静脈を穿刺して挿入する上腕PICC法は，これらの滴下不良や静脈炎についての問題を解決できる方法であり，欧米では状態が安定した症例に対するCVC挿入方法として第一選択となっている[4]。また，諸外国ではトレーニングを受けた看護師が挿入するCVCでもある[5]。わが国でも診療看護師や特定行為研修を受けた看護師がPICCを挿入することができるようになっている[6]。

　肘の静脈からCVCを挿入する方法自体は，わが国でもかなり以前から実施されていたが，PICCとして導入されたのは1994年のことである[7]。いったんは安全なCVC挿入方法として普及しかかったが，償還価格の問題等のために広く普及す

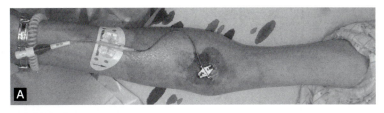
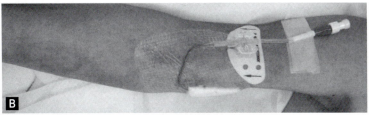

図1 —— 肘PICCと上腕PICC
A：肘PICC。肘部分で尺側皮静脈を穿刺してPICCを挿入する。
B：上腕PICC。エコーガイド下に上腕において尺側皮静脈を穿刺してPICCを挿入する。
　　いずれもカテーテルの先端は上大静脈内にある。

るには至らなかった。しかし，CICC挿入に伴うさまざまな合併症が医療事故として問題になるにつれて，安全なCVC挿入方法が求められるようになった。筆者が安全なCVC挿入方法としてエコーガイド下上腕PICC法を導入したのは2006年である[8]。以来，その有用性が認識されるようになり，ここ数年の間に急速に普及しつつある[9]。

2. PICCの特徴

　最大の特徴は，カテーテル挿入時の安全性が非常に高いことである。CICC挿入時に問題となる，気胸や血胸など生命を脅かす危険がある合併症は起こらない。伴走する動脈や神経を損傷するリスクはあるが，エコーガイド下での穿刺を行えば，回避することができる。また，留置期間中の合併症としてのCRBSI発生率はCICCに比べて高くならず，むしろ，管理法によっては低くなる。CVC挿入時の患者の恐怖心が軽減できるだけでなく，術者にとってもCVC挿入時のストレスが軽減されるというのも，大きな特徴である。

1）ニプロPICCキット

　筆者が用いているPICCは，ニプロ社製のニプロPICCキット〔先端弁カテーテル，外径4.5Fr（1.5mm），全長60cm，single lumen〕である（図2）。その特徴を表1にまとめた。

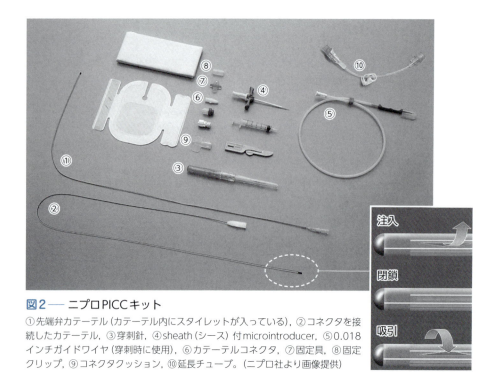

図2 — ニプロPICCキット

①先端弁カテーテル（カテーテル内にスタイレットが入っている），②コネクタを接続したカテーテル，③穿刺針，④sheath（シース）付microintroducer，⑤0.018インチガイドワイヤ（穿刺時に使用），⑥カテーテルコネクタ，⑦固定具，⑧固定クリップ，⑨コネクタクッション，⑩延長チューブ。（ニプロ社より画像提供）

表1 — ニプロPICCキットの特徴

① 材質はシリコーンで，生体反応が弱く，抗血栓性にも優れ，素材として柔軟である。2本のアラミド繊維で補強されている。

② 先端がround tipになっているため，挿入時の血管内皮の損傷が少ないだけでなく，留置期間中にも血管壁への刺激が少ない。

③ 先端近くに，圧に反応するスリット状のバルブを有する。グローションカテーテルとほぼ同じ構造である。輸液投与時には陽圧によりバルブが外側へ開き，血液採取時には陰圧によりバルブが内側へ開く，という機構を有している。輸液を投与しない期間にはバルブは閉鎖状態となり，通常の中心静脈圧の範囲内ではカテーテル内に血液が逆流することはない。したがって，カテーテルを使用しない期間にもカテーテル内に血液が逆流して閉塞することはない。また，トラブルにより輸液ラインとの接続が外れても血液の逆流や空気塞栓の危険がない。

④ 静脈穿刺はエコーガイド下に実施する。22Gのカニューラ針で穿刺し，ガイドワイヤを挿入し，ピールアウェイイントロデューサを用いるsheath法である。ニプロPICCキットには22G，長さ50mmの穿刺用カニューラが含まれている。

⑤ カテーテル全体の長さは60cmで，先端にバルブ機構を有しているため，長さの調節はカテーテルを挿入して先端位置を確認してから体外部分を適切な長さに切断することになる。

3. PICC挿入手順（動画）

　PICC挿入操作は，病室，処置室，あるいは透視室で行う。多くの場合，手術室で，X線透視下で実施している。病室または病棟の処置室において実施することはできるが，カテーテルの先端が中心静脈に向かわずに内頸静脈に向かったり（先端位置異常；malposition），カテーテルが途中でひっかかって挿入できなかったりすることがあるため，X線透視下で行うことが勧められる。末梢静脈を穿刺してカテーテルを挿入するのであるが，先端位置としてはCVCであるため，高度バリアプレコーションを行い，すべての手順は清潔に行う。超音波プローブを安定して固定するという目的のため，筆者は椅子に座って施行することにしている（図3）。

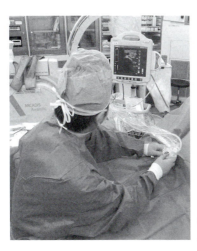

図3── 術者の姿勢
術者はエコープローブを安定して固定できるよう，椅子に座って処置を行うようにするほうがよい。

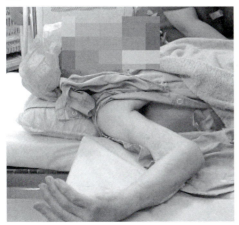

1 体　位

　仰臥位で，可能な限り上腕を90°近くまで外転させた体位で実施する。上腕外転位をとることにより，カテーテルの先端が内頸静脈へ向かうのを予防するためである。この操作で先端位置異常をかなり予防することができると考えて実施しているが，どの程度の効果があるかについては不明である。

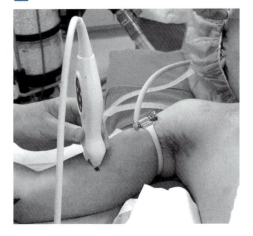

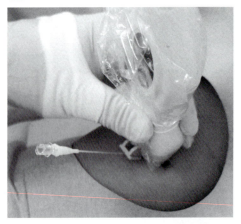

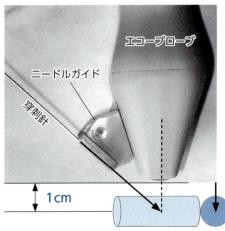

2 穿刺部位の決定

腋窩に近い部位で上腕を駆血し（駆血帯はできるだけ腋窩に近い部分に装着），あらかじめエコーで上腕静脈の走行，太さ，上腕動脈との位置関係を確認する。エコーによる静脈の同定は容易で，プローブで軽く圧迫することにより静脈が扁平化するという所見で判断することができる。動脈はプローブで圧迫しても扁平化することはなく，また，拍動を認めるため，容易に静脈と鑑別することができる。右腕，左腕，どちらでも挿入可能なため，なるべく太く，まっすぐな静脈を選択する。尺側皮静脈を第一選択としているが，尺側皮静脈が細い場合は上腕静脈を選択する。上腕において橈側皮静脈を直接穿刺することが可能であると判断できた場合には，エコーを用いずに橈側皮静脈を直接穿刺して上腕PICCを挿入することもある。

3 ニードルガイドを用いたエコーガイド下静脈穿刺

穿刺する静脈を決めたら，皮膚面からの深さを測定し，使用するニードルガイドを決定する。しかし，ほとんどの場合，1cmの深さ用のニードルガイドを使用している（1cmより深いことはほとんどない）。ニードルガイドを用いるのは，なるべくまっすぐに穿刺するためである。X線透視室以外で挿入する場合には，穿刺部位から同側の鎖骨頭までの距離＋鎖骨頭から第3肋間までの距離を測定して，カテーテル挿入長とする。穿刺する静脈を決めたら，穿刺部位にマーキングをして，いったん駆血を解除する。

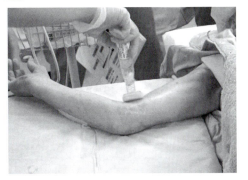

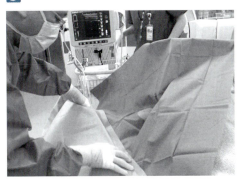

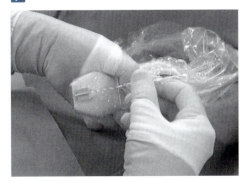

4 消毒

穿刺部位を中心にポビドンヨードで広く消毒する。上腕のほぼ全周，肘まで消毒する。消毒薬は，1％クロルヘキシジンアルコールでもオラネジン消毒薬でもかまわないが，広く消毒することが重要である。

5 高度バリアプレコーションと覆布

高度バリアプレコーションとして，滅菌手袋を装着して滅菌ガウンを着用し，広い覆布で患者の全身を覆う。覆布は，1枚の穴開き覆布と覆布を何枚か組み合わせて用いている。サポートしてくれる介助者がいない時は，1人で着用できるセルフガウンを用いるようにしている。

6 生食の充填

カテーテルキットを開け，生理食塩液でカテーテルを充填する。

7 ニードルガイドおよび穿刺針の装着

上腕を駆血する。超音波プローブ先端にエコーゼリーを塗布し，清潔なプローブカバーを装着する。プローブカバーの上からニードルガイドをプローブに装着し，穿刺針をニードルガイドに嵌め込む。この際，穿刺針の先端がニードルガイドから出ないように注意する（〇部）。プローブを動かして穿刺部位を探すことになるので，針の先端がニードルガイドから出ていると皮膚を傷つけるからである。

8 穿刺する静脈の位置確認

穿刺予定部位にカテーテルキットに入っている滅菌エコーゼリーを塗布し，エコープローブで穿刺する静脈の位置を確認する。

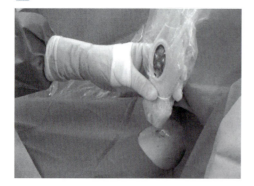

9 エコーガイド下上腕尺側皮静脈穿刺

エコーで観察しながらニードルガイド下に静脈を穿刺し，穿刺針の外套を静脈内に挿入する。外套が確実に静脈内に挿入されていることを確認し，ガイドワイヤを挿入する。具体的な方法としては，エコーで短軸方向の静脈を描出しながら中心を穿刺する。穿刺に慣れるまでは，ニードルガイドを使用することを推奨する。鎖骨下静脈や内頸静脈と異なり，上腕の静脈は細いことが多いので，穿刺針の先端を血管内にとどめるには非常に高い技術を要する。トレーニングも必要である。そのため，いったん血管を貫通させ，穿刺針を引き戻して血液が噴出する部位でガイドワイヤを挿入するという手技〔double wall puncture method（法）〕を実施している。この方法については，貫通させることによって周囲に血腫が形成される，神経損傷のリスクが高くなる，という可能性があるとの批判もあるが，特に問題は発生していない。もちろん，比較的径が太い場合には貫通させずに血管内に先端をとどめるようにしているし，技術レベルが上がれば，穿刺時に血管内に針の先端をとどめるようにすればよい。エコー画面の中央を示す点線があるため（実際には深度マーカー），ニードルガイドを用い，静脈の短軸画像を真ん中にもってくることによって，静脈の真ん中を穿刺するという手技を確実に実施することができる。

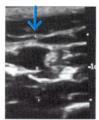
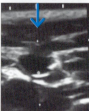
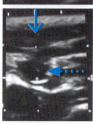
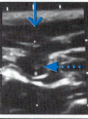
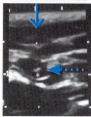

エコー画面で深部マーカーの中央に穿刺する静脈が位置するように固定し，一気に静脈を串刺しにするような感覚で穿刺する。内針を抜去して外筒（カニューラ）を徐々に引き抜いてきて，血液が逆流してくる部位で外套内にガイドワイヤを挿入する方法で実施する。尺側皮静脈を，深部マーカーのラインに沿って一気に穿刺しているところを示す。矢印は穿刺方向，点矢印はカテーテルの先端位置を示している。

> **Tips**
> 確かに，double wall puncture法については，さまざまな意見があるが，ニードルガイドを用いて一気に静脈を貫通させ，外套針を引き抜きながら逆血する位置でガイドワイヤを挿入するという手技が，血管穿刺の成功率を高めるコツであると考えて実施している。特にPICC導入時には，成功率を高める必要がある。成功率が低いためにPICCの導入を断念している施設も多いことを考えると，double wall puncture法でPICCを導入し，熟練するにしたがって穿刺針の先端を血管内にとどめる方法に変更すればよい。しかし，それでも上腕の静脈は細いので，double wall puncture法は成功率を高めるためには非常に有力な方法であることは間違いない。

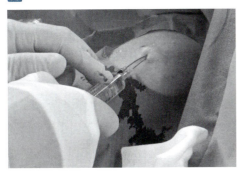

10

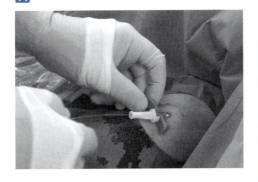

11

10 局所麻酔／皮膚切開

ガイドワイヤを挿入したら駆血帯を外し，この段階で，縫合固定する部位とメスで切開する部位に局所麻酔を行う。メスで穿刺部の皮膚を1～2mm切開する。穿刺時に局所麻酔をしないのは，エコー画像が非常に見にくくなるからである。筆者の経験的なものである。局所麻酔を行うとエコー画像が非常に見にくくなることについては，論文も検索したが，記載されている論文を見つけることはできなかった。

11 ピールアウェイイントロデューサの挿入

穿刺針の外套を抜去し，ガイドワイヤに沿わせてピールアウェイイントロデューサを挿入する。ガイドワイヤを少しずつ出し入れしながら，イントロデューサが静脈壁を突き破っていないことを確認することが重要である。腕の静脈は細いので，イントロデューサを一気に押し入れると，静脈壁を損傷して血管外に出てしまう危険がある。

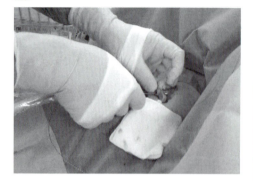

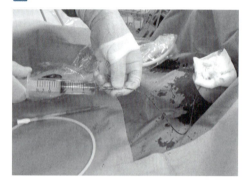

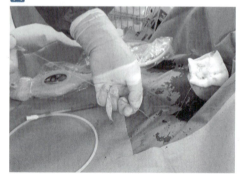

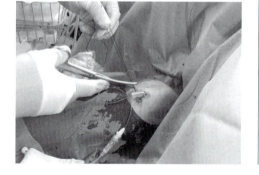

12 カテーテルの挿入

イントロデューサとガイドワイヤを抜去し，残したシース内にカテーテルを挿入する。患者には穿刺側の肩に下顎をつけるようなイメージで顔を穿刺側へ向けさせる。

13 血液が逆流することを確認

目的とする長さまでカテーテルを挿入できたら，血液の逆流を確かめる。陰圧をかけた状態で数秒間保持して，血液が逆流することを確認する。透視室では，先端の位置をX線透視で確認し，病室では処置前に計測した長さまでカテーテルを挿入する。先端弁カテーテルは先端近くにあるスリット状バルブを介して輸液・薬剤を投与し，陰圧によって血液を逆流させる構造になっている。血液を逆流させる場合，陰圧をかけた状態で2秒程度，待つ必要がある。あわてずにスムーズに逆流してくるのを待つのがコツである。

14 ピールアウェイシースを割いてカテーテルを残す

ピールアウェイシースを割いてカテーテルだけを血管内に残す。

15 カテーテルの縫合固定

固定器具を用いてカテーテルを縫合固定する。まず，固定具の溝にカテーテルを挟み，2箇所で結紮して固定する。この際，糸を締めすぎないように注意する。縫合固定は2箇所で行っている。固定具の2箇所の穴である。縫合固定するかしないかについては，さまざまな意見がある。筆者は，きちんと固定すべきであると考えて実施している。

Tips スタイレットを抜かずにカテーテルとともに切断してしまうことが問題となっている。スタイレットがカテーテルの中に入っていることを理解していない，非常に低レベルの問題であるが，安全管理上，病院としてはハサミで切断できるようなスタイレットが組み込まれていることを問題としている。適切な使用方法を理解せずに手技を実施してはならないことは言うまでもない。実際，このスタイレットをハサミで切断しようとするとかなりの力が必要である，と思っていた。スタイレットが入っていることを知らずにカテーテルを切断してしまった医師に話をきいたところ「簡単に切れました」とのこと。実際に，「切れるかな？」という感じで切ろうとすると，なかなか切れない。しかし，カテーテル内にスタイレットが入っていることを知らずに切ると，比較的あっさりと切れてしまった。要するに，PICCは非常に柔軟なカテーテルなので，スタイレットが入っている，ということを理解せずにPICCを挿入してはならないのである。

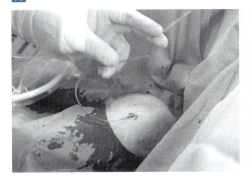

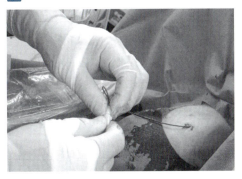

16 カテーテルを切る

カテーテル内のスタイレットを抜去し，輸液ラインを接続して管理するのに都合のよい長さにカテーテルを切る。

17 I-plug装着

カテーテルコネクタを滅菌済袋から出し，すぐにI-plugを装着する。注射器に1/2インチの短い針を接続し，ゴム部分に刺入して生理食塩液を充填する。カテーテルコネクタとカテーテルを接続する。再度，カテーテルを注射器で吸引して血液をスムーズに逆流させることができることを確認する。すぐにコネクタにI-plugを装着するのは，コネクタの接続部を閉鎖状態として汚染させないようにするためである。カテーテル感染予防対策として，非常に重要である。

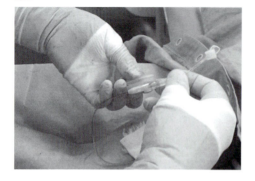

18 カテーテルコネクタの固定

コネクタクッションを用いてカテーテルコネクタを固定する。カテーテルの走行が自然なループを描くようになるよう注意する。カテーテルの体外部分の走行，固定位置，ドレッシングの貼り方は，管理上の基本的な重要なコツである。

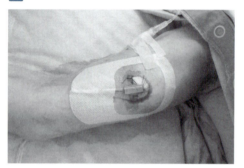

19 PICC挿入後の固定

コネクタクッションを用いて固定する。刺入部では縫合固定し，延長チューブをコネクタクッションで固定する。このカテーテルの体外部分の走行やコネクタクッションの固定位置が，留置期間中のカテーテルおよびドレッシング管理においてきわめて重要である。穿刺部をポビドンヨードで再度消毒した後，フィルム型ドレッシングで被覆する。

> **Tips**
> PICC挿入当日は，穿刺部から出血があるおそれがあるので，小さなガーゼを穿刺部に当て，その上にドレッシングを貼付するとよい。症例によっては，ドレッシング貼付後に，その上にガーゼを置いて圧迫しておく場合もある。翌日にはこの圧迫固定は解除する。

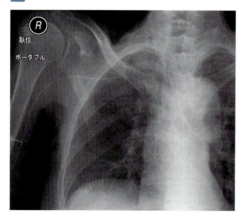

20 胸部X線によるカテーテル走行・先端位置の確認

病室でPICCを挿入した場合にはもちろん，透視室で挿入した場合でも胸部X線撮影を行い，カテーテルの走行とカテーテルの先端位置を確認する。カテーテルが血管壁に突き刺さるような走行になっていないことを確認する。

> **Tips**
> PICCに関する重要な問題の1つは，内頸静脈へのカテーテル先端の誤挿入の発生頻度が比較的高いことである。これを予防するために，上腕を90°程度に外転させる，カテーテル挿入時に首を穿刺部位へと曲げさせる，などの工夫を行っているが，完全にこれを防ぐには，やはり，X線透視下での挿入が必要である。エコーでの確認，心電図モニターの装着などの工夫も行われている。上腕の外転ができない症例では，特に，内頸静脈への誤挿入に注意しなければならない。挿入後のX線撮影でカテーテル先端が内頸静脈に位置している場合には，上半身を挙上して生理食塩液をフラッシュしてみる，という方法を行って先端位置が矯正できた症例もあるが，汚染するリスクがある。先端位置異常を完全に予防するためには，X線透視下で挿入するべきである。

4. PICC留置期間中の管理方法とコツ

安全に挿入することができるPICCであるが，留置期間中にもきめ細かな管理を実施しなければ，合併症のために，目的とする期間，使用することができなくなる。合併症予防として最も重要なのがCRBSI予防対策である。また，カテーテル自体が非常に細く，柔らかいので，ドレッシング管理をはじめとして，輸液ラインもきちんと管理し，カテーテルがねじれたりしないように注意しなければならない。以下に，筆者が実践している管理方法について解説する。

1) ドレッシングの選択

PICC挿入部にはフィルム型ドレッシングを貼付し，毎日，発赤や膿汁の付着がないかを確認する。フィルム型ドレッシングを用いる目的の1つは，ドレッシングを剥がさなくてもカテーテル挿入部を観察できることである。

2) 輸液ライン

輸液ラインは，インラインフィルター，側注用Y字管が組み込まれた一体型を用いる。ニードルレスコネクタの使い方を誤ると，逆に，感染率を高めることになるので注意する[10]。輸液ラインとカテーテルの接続にはI-system®[11]を用いている(図4)。

3) 脂肪乳剤の投与

脂肪乳剤はPICCより投与している。輸液ラインの側注用Y字管にI-system®を用いて接続して側注の形で投与し[12]，投与終了後には生理食塩液20mLでフラッシュする。脂肪乳剤が残らないように注意する。TPN用輸液ラインはそのまま使

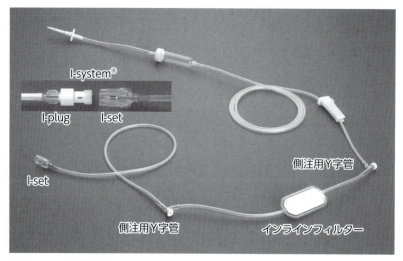

図4 —— 一体型輸液ライン
カテーテルコネクタには，カテーテルを挿入した段階でI-plugを装着して閉鎖状態としておく。輸液ラインの先端に取り付けられているI-setで接続する（I-system®）。輸液ラインは一体型で，あらかじめインラインフィルターが組み込まれており，その上流と下流に側注用Y字管が組み込まれている。電解質輸液や抗菌薬などを投与する場合は上流の側注用Y字管に，脂肪乳剤やフィルターを通せない薬剤は下流の側注用Y字管に，I-system®を用いて接続する。これにより輸液ライン接続に伴う汚染は回避できる。（ニプロ社より画像提供）

用するが，脂肪乳剤投与に用いた輸液ラインは，その都度側注用Y字管から外して廃棄する。

4）ドレッシング交換のタイミング

輸液ラインおよびドレッシングの交換は毎週1回，曜日を決めて実施する方法が推奨される。

5）消　毒

ドレッシング交換は，消毒用エタノールでPICC挿入部周囲の皮脂などを除き，ポビドンヨードを用いて消毒してからフィルム型ドレッシングを貼付するという方法で行う。輸液ライン交換時の接続部の消毒には消毒用エタノールを用いる。

> **PICC留置管理方法とコツ●まとめ**
>
> 目的とする期間，PICCを使用するためには感染予防対策が重要であることは言うまでもない。PICCはCICCに比べてCRBSIの発生頻度が低いと単純に考えられているが，この考え方を単純に受け入れるべきではない。感染予防対策がきちんと実施されていなければ，感染率が低下するはずがない。
>
> ①三方活栓を輸液ラインに組み込まない。
> ②ニードルレスコネクタを使用する場合には適切に管理する。
> ③側注は可能な限り行わない。
> ④輸液ラインはインラインフィルター，側注用Y字管が組み込まれた一体型を用いる。
> ⑤輸液ラインおよびドレッシングは週1回，定期的に交換する。
> ⑥輸血および採血目的にカテーテルを使用しない。
>
> などの基本的な対策を徹底的に実施しなければならない[13]。

5. おわりに

　上腕PICC法は，挿入時に重篤な合併症が発生しない，感染率は高くならない，患者の恐怖心を軽減することができる，という利点は患者にとっても医療者にとっても非常に大きいものがある。もっと積極的に上腕PICC法が多くの施設において導入されるべきである[14]。

| 文献・参考資料 |

1) Wilson TJ, et al:Comparison of catheter-related large vein thrombosis in centrally inserted versus peripherally inserted central venous lines in the neurological intensive care unit. Clin Neurol Neurosurg. 2013;115(7):879-82.

2) Loughran SC, et al:Peripherally inserted central catheters: a report of 2506 catheter days. JPEN J Parenter Enteral Nutr. 1995;19(2):133-6.

3) 井上善文, 他:Groshong peripherally inserted central venous catheter (PICC)：管理の実際と問題点. JJPEN. 1999;21(2):137-45.

4) Lam S, et al:Peripherally inserted central catheters in an acute-care hospital. Arch Intern Med. 1994;154(16):1833-7.

5) Todd J, et al:Choice and use of peripherally inserted central catheters by nurses. Prof Nurse. 2004;19(9):493-7.

6) 村田美幸, 他：診療看護師によるPICC挿入と管理の成績―当院におけるPICC 281例の検討―. Med Nutr PEN Lead. 2017;1(1):54-62.

7) 井上善文, 他：Groshong peripherally inserted central venous catheter (PICC) の使用経験. 外科治療. 1997;76(2):225-31.

8) 井上善文, 他：上腕PICC568本の管理成績―延べ留置日数21,062日間―. 消化器の臨床. 2015;18(1):107-18.

9) 井上善文：末梢挿入式中心静脈カテーテル―PICCの使用実態に関する全国アンケート調査結果―. Med Nutr PEN Lead. 2017;1(2):133-45.

10) Salgado CD, et al:Increased rate of catheter-related bloodstream infection associated with use of a needleless mechanical valve device at a long-term acute care hospital. Infect Infect Control Hosp Epidemiol. 2007;28(6):684-8.

11) Inoue Y, et al:Prevention of catheter-related sepsis during parenteral nutrition: effect of a new connection device. JPEN J Parenter Enteral Nutr. 1992;16(6):581-5.

12) 井上善文, 他：脂肪乳剤を中心静脈栄養投与ラインに側管投与する方法の安全性 脂肪粒子径からの検討. 静脈経腸栄養. 2014;29(3):863-70.

13) 井上善文：カテーテル感染予防対策. JCNセレクト4 ワンステップアップ静脈栄養 臨床栄養別冊. 医歯薬出版. 2010, p177-85.

14) 井上善文：PICC. JCNセレクト4 ワンステップアップ静脈栄養 臨床栄養別冊. 医歯薬出版. 2010, p33-9.

2 各論

④ 上腕PICC法-2
──挿入のポイントとトラブル回避のコツ

伊藤和史

前項にも記載されているように，PICCを適正に使用できれば，得られるメリットは非常に大きい．特に，がん化学療法などにおいても，末梢留置カテーテルと異なり，薬液の漏出の問題が理論上ありえないので，きわめて有益である．

しかし，重要なことは，PICCの件数をむやみに増やしたり，施設間で競ったりすることでは決してない．PICCの有用性とともに，合併症（多くが挿入時に関すること），感染予防対策，血栓形成に関する課題などの意識を共有して，血管内留置デバイス（vascular access device：VAD）としてのPICCの管理の質を維持，向上させつつ，PICCの臨床的価値を活かして，普及させていくことにある．

PICCの概念，特徴，基本的挿入方法，管理方法は，前項を参照されたい（☞第2章③）．本項では，若干の補足を加えつつ，挿入時のポイントとトラブルの回避について解説する．

1. 穿刺の部位／血管の選択

PICCの有効性を維持するためには，適切な血管を選択することと，エコーガイド下に血管穿刺する技能が必要である．習得すべき解剖やエコーの操作はさほど多くないが，ここが正しく理解されていないと，ある時は成功しても次はうまく挿入できないことになり，安定した成績を継続的に得ることができず，本来，困難な手技ではないはずのPICCがその病棟あるいは施設でなかなか定着しない原因となる．習熟するといくつかの血管からの挿入が可能になるが，手技が定着あるいは一定の安定した成績が得られるまでは，筆者は上腕の尺側皮静脈を第一選択として，やむを得ない場合に，橈側皮静脈などを選択すべきと考える．

課題は，この尺側皮静脈を正しくエコーで認識し，かつ，円滑な手技ができるように血管エコーの位置，患者の上肢の位置，向きなどを工夫することである．多くの場合，この環境設定が，穿刺，挿入成績に大きく影響する．後述するが，この尺側皮静脈は，上腕の内側であり，通常の上肢の位置のままでは，尺側皮静脈は完全に内側になるので穿刺操作はほぼ不可能である．

1) プローブの当て方

　一般に陥る失敗はエコーのプローブの位置である。予備知識がない場合，通常は上腕の正中寄りにプローブを置いてしまうので，多くの場合，そこで描出されるのは上腕動脈と上腕動脈に並走する1～2本の静脈である。この部位は，brachial plexusと呼ばれ，上腕動脈，それに並走する静脈とともに，神経束が散在しているため，穿刺部位としては推奨しがたい。

　上腕二頭筋を目安に，その内側で尺側皮静脈を探して，確認する。尺側皮静脈は，肘部から一気に内側（尺側がわ）に寄っていくので，上腕二頭筋の内側を探す。尺側皮静脈は体表面から確認できる場合もあるが，多くはエコーで確認しなければならない。事前に駆血なしで探る場合は，プローブを軽く当てるのがコツで，プローブで圧迫すると簡単にcollapseしてしまうので，見つけることができない（図1）。

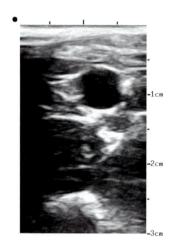

図1 ── 駆血なしでの尺側皮静脈（筆者）

2) 尺側皮静脈の特徴

　尺側皮静脈は一般に，橈側皮静脈などに比べると太く，また，そのまま腋窩静脈，鎖骨下静脈，上大静脈へと流れるので，PICCの挿入には第一選択となる。

　一方，橈側皮静脈は鎖骨下静脈に合流する部分で角度があるため，透視下であれば操作できるが，そうでない場合に最終的に上大静脈にもっていくことが難しい場合があり，第一選択にはならない。

　図2では★印が尺側皮静脈である。仰臥位で上肢が正面の位置からでは，正面位あるいは真上からでは，ほとんど見えない。図2Bのように上腕二頭筋の内側であることを理解いただきたい。

　よって，上肢を外転・外旋位にする（図3）。肘を屈曲してもらってもよいが，曲げると上腕から肩領域に負担があるので，腰に枕などを当て，体幹を実施する側に傾けてもらうとかなり楽になる。

　尺側皮静脈は上腕では尺側上腕二頭筋溝に沿って上方に進む。つまり前述の通り，上腕二頭筋の内側に沿っている。上腕の中央あたりの高さの中枢側になると，上腕筋膜の尺側皮静脈裂孔（hiatus basilicus）を通って深層に入り込んで深くなってしまうので，穿刺は非常に困難になる。よって適切な部位は，肘から上の約1/3

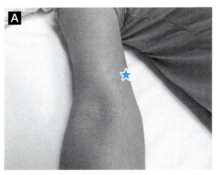 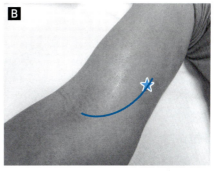

図2 —— 上肢が正面での尺側皮静脈の位置（☞カラー口絵参照）

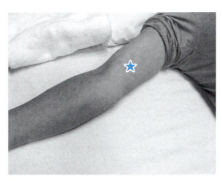 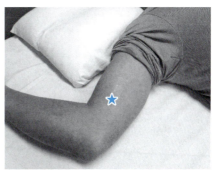

図3 —— 上肢を外転・外旋位にした尺側皮静脈の位置（☞カラー口絵参照）

から中央くらいまでが目安になる。なお，肘に近すぎると，屈曲部位にカテーテルがかかることになり，最終的にカテーテルの取り回しや固定が難しくなる。

尺側皮静脈がもともと発達していない場合もあり，該当する場所にない場合は，橈側皮静脈や，上腕静脈などを選択する。

2. 血管の径とカテーテルの適正な太さ

かつてのガイドラインでは，血管径に対するカテーテルの径は1/3程度が望ましいとされていたが，最近のINS 2016*の記載では45％程度となっている。中枢側では徐々に血管径は増加するので，あくまでも挿入（穿刺）部位での目安である。穿刺を成功させるには，血管の径も必要であり，4mm以下の小血管の場合の成功率は低下する[1)～4)]。

カテーテルの外径を表すFr（フレンチサイズ）は，3で除するとmmに換算できるので，血管径がカテーテル径の3倍とすると，結局，4Frであれば血管径は4mm以上，5Frであれば5mm以上となる。なお，これは駆血していない状態での血管径である。

*：INS 2016
米国輸液看護協会 (Infusion Nurses Society) のガイドラインのこと。エビデンスに基づいて，定期的に改訂されてきた。

3. PICCに必要な血管エコーの知識とエコーガイド下穿刺手技のポイント

多くの術者は，PICCを始めるまでにCVC挿入術を経験しており，診療の場面でもカテーテル治療に従事した経験を持っている場合も多い。しかし，末梢血管エコーを用いた穿刺に関しては，一部の診療科以外では，ほとんど経験がないはずである。PICCはカテーテルの技能や経験というより，「血管エコーをいかにうまく効果的に扱えるか」が安定した成績にとっての非常に大きな要素になる。正しい解剖学的知識のみならず，できる限り血管エコーに慣れ親しんでおかないと，成功率が上がらない。末梢血管穿刺で見るべき構造は限定されているので，ポイントをつかめばエコーそのものの特別な経験や技能は要しない。自分の上腕でも静脈は同定できるので，ぜひ，off-the-jobトレーニングで確認して，イメージに慣れていただきたい。

経験を積んだエキスパートはともかく，この標的血管の同定とポジショニングは，時間をかけて確実に行うのが望ましい。エコーガイドのほうが短時間で血管確保ができるという報告もあるが，大切なのは，所要時間ではなく，正確に1回の穿刺手技で静脈を確保し，安全かつ確実にPICCを実施することである。

1) 血管エコー操作の基本概念

1. in-plane法とout-of-plane法

一般論として，対象とする静脈に関しては，短軸 (short-axis) でとらえるか，長軸 (long-axis) でとらえるかの区別がある。その一方で，動く穿刺針については，それを常にエコー面に入れるか (in-plane法)，あるいは，針先もしくはシャフトのみを横断的にとらえるか (out-of-plane法) の区別がある。

通常，PICCの穿刺では，図4のように静脈を短軸 (short-axis) でとらえて，かつ穿刺針もその断面でとらえるので，穿刺針の全体をエコー画面にとらえていない。この意味で静脈に対してはshort-axisであり，穿刺針に対してはout-of-planeとなる。

一方，図5では穿刺針とエコー面が一致しており，穿刺針の先端からシャフトを常にエコー面で捕捉していく方法で，in-plane操作と呼ばれる。末梢の留置カテーテルを挿入する際には，カニューラが完全に血管内に挿入されるのを確認するため，しばしばこの操作が用いられる。この場合，血管も長軸 (long-axis) で同一

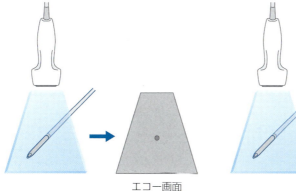
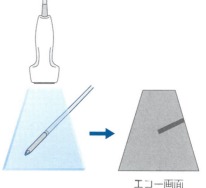

図4 — out-of-plane法
穿刺針がエコー面を貫くイメージ。

図5 — in-plane法
穿刺針（先端〜シャフト）がエコー面の中を進むイメージ。

のエコー面にとらえておくことが求められる。

　目的とする血管を長軸でエコー面にとらえ，かつ穿刺針をin-planeで操作した場合のエコー画像が図6である。この場合，アーチファクトである多重反射エコー（reverberation）が，金属針より下方に少なからず生じる。

2. ニードルガイドを用いる場合（☞p52）

　ニードルガイドを用いると，穿刺針の角度が固定されるので確実に静脈穿刺することができる。

　ニードルガイドを用いる場合は，エコープローブと穿刺針は固定されるので，穿刺針が皮膚に入れば，針先を追う操作はできない。通常は，前項のようにいったん血管を貫通させるdouble wall puncture法にならざるをえない。しかし，ニードルガイドを装着することで，穿刺針の進行面とプローブは常に垂直に維持されるので，エコー面の中央に目的とする血管の短軸像があれば確実に穿刺できる。なお，ニードルガイドをプローブの側面に装着する穿刺法の場合は，血管を長軸でエコー面にとらえ，穿刺針もin-plane法で操作することになる。

3. ニードルガイドを用いない場合〈針先追従法〉

　ニードルガイドを用いず，プローブを傾けたり（tilt），スライド（slide）させたりして針先を追いながら，エコー面に高輝度（穿刺針の先端）をとらえつつ進める方法である。out-of-planeの平面イメージの中に常に静脈の短軸像をとらえながら穿刺針の先端を追従する操作であり，物理的にはout-of-plane（穿刺針の全体はエコー面にとらえてはいない）でありながら，機能的にはswing scanイメージ，あるいはsweep scanイメージの中で，針先をとらえていく操作とも言える（図7）。最後まで針先を追従して確認するので，血管の後壁を貫通することはない。

　当院では，PICCの術者にはこちらの手法を推奨しており，実際にPICCの講習

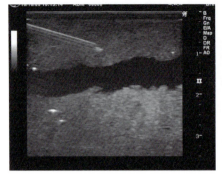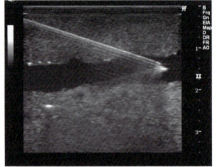

図6 ── in-plane法でのエコー画面
21Gの金属針の針先からシャフトをエコー面に入れつつ進めている。

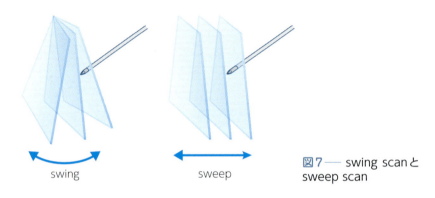

swing　　　sweep　　　図7 ── swing scanとsweep scan

会でも，まずは血管エコー操作のトレーニングから開始する。

　針先追従の基本操作を習得すると，ほかでも応用できる利点はある。ニードルガイドを用いるかどうかは，術者，あるいは施設によっても異なる。ただし，初心者は基本操作に慣れる必要があり，また刺入面が確実にプローブ面（エコー面）と直角（90°）になるようにしなければならない。多くの操作ミスは，この90°設定が適切に保持されていないことにある。この点，ニードルガイドは穿刺針の進行をプローブの中央で，かつ確実に90°に維持してくれるため，その意味での穿刺は確実である（図8）。

2）穿刺針の扱い方

── 1. 穿刺針の向き〈bevel-upかbevel-downか？〉

　針先追従の場合は，先端のカット面をベベル（bevel）と呼ぶ。通常は，この面が上向き，すなわちbevel-upが一般的である。bevel-downと比べて，皮膚面にできる傷も小さく疼痛も少ない。また，bevel-upのほうが先端の点状のエコー輝度が高くなるので，プローブ操作の際に認識しやすい。

　21G金属針を約45°の角度で刺入した場合，ベベルの2点（図9矢印）の音響反

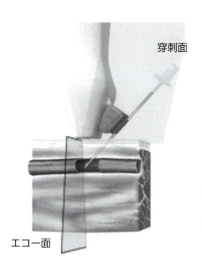

図8 —— 針入面とエコー面の角度
エコー面が，静脈と直角に短軸をとらえており，かつ穿刺面がプローブの中央で，そのエコー面に対して直角（90°）であることが必要である。
（株式会社メディコンより許可を得て改変）

射が強いため，2つの高輝度点として認識できる（図10）。この場合，下方の高輝度が，真の針の先端である（後述）。

　ガイドワイヤの挿入においても，bevel-upであればガイドワイヤはより自然なカーブで血管内へ進んでいくが，bevel-downでは，カット面から出たガイドワイヤ下に向くので，ベベル面が深く，後壁に近い場合は，血管の後壁に当たって抵抗が生じる。

　できれば，確保した血管から穿刺針が外れないように，この段階での穿刺針の角度の操作は控えたい。よって，ガイドワイヤの円滑な挿入操作の点からもbevel-upが適切である。

> **Tips**
> 穿刺針が金属針でなく，内筒（内針）と外筒を持った留置針を用いる場合は，穿刺針の向きはやはりbevel-upが一般的であるが，ガイドワイヤの挿入時には，すでに内筒（内針）は抜いており，残った外筒にガイドワイヤを通すので，ガイドワイヤの挿入とカット面の向きは問題にならない。

　図11Aでは，2つの高輝度に加えて下方に伸びる音響陰影（acoustic shadow）を認める。これは，針先の近傍ではあるが，まだシャフトに近い部分のエコー断面である。さらにプローブをわずかに手前に傾けると（すなわちエコー面としては傾斜をもって遠ざかる），上方の輝度が低下して，下方の輝度だけになる図11Bでは上部の高輝度が薄れて下部の高輝度がより鮮明で，かつ音響陰影はない。図11Bのエコー面は，より針先に近いと言える。

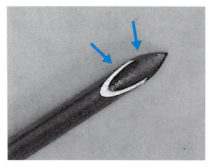

図9 ── bevel-upの穿刺針

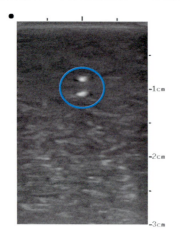

図10 ── 2つ見える高輝度点

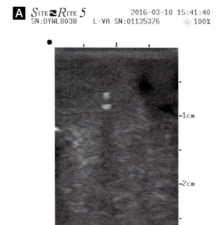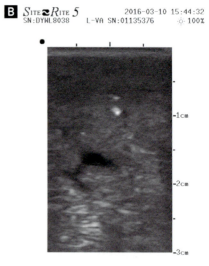

図11 ── 2つの高輝度点と音響陰影

2. 穿刺針が血管壁まで来た時

針の先端が静脈に近接すると，静脈にくぼみ(indent)ができるので，穿刺針の先端が血管壁の最近傍に来ていることが間接的にわかる(図12)。

この際，駆血帯によって十分に静脈が怒張している必要がある。そうでないと，静脈自体が針に押されてcollapseしてしまい，穿刺できない。そのまま押すと一気に後壁まで貫通し，串刺しになる(back-walling現象)。

いったん串刺しになった後に血管が元に戻ると，その時点でのエコー画面には，穿通したシャフトの断面だけが得られるので，あたかも先端が血管の中央に位置しているかのような誤った解釈をする可能性がある(図13)。

針先は，後壁の下方，血管外なので，逆血は認められない。この場合は，高輝度が先端であるかシャフトであるか，エコー上で確認が必要になる(後述)。

3. 穿刺針が血管内にあることの確認〈target signとvanishing target sign〉

典型的には"target sign(north star signとも言う)"を認める。なお，呼称は重要ではない。血管内の高輝度点を認識することが重要である。

この高輝度を認識した場合，はたしてそれが先端かどうかは，プローブをわずかに手前にtiltするか(すなわちエコー断面がわずかに遠ざかる)，わずかにslideさせ，いったんこの高輝度が消失し，プローブを戻すとまた現れることが確認できれば，エコー上は血管内と断定できる(vanishing target sign)。

図14中央の高輝度がtarget signである。これが，わずかなプローブ操作で見え隠れすればvanishing target signで，針先は確実に血管内にあると言える[5](動画)。

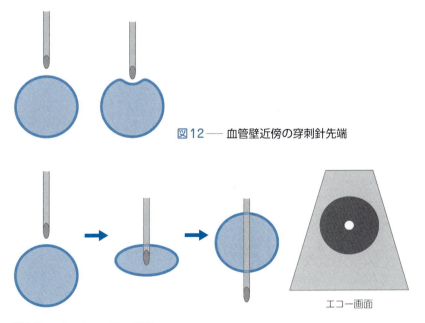

図12 ── 血管壁近傍の穿刺針先端

図13 ── back-walling現象

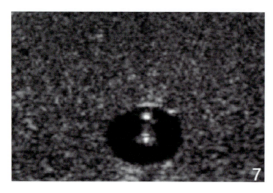
図14 — target sign

> **Tips**
> このように，一連の連続性を持って針先を追従していくと，血管内に生じる高輝度のtarget signは，ほぼ確実に針先である。

　血管内に図14のような高輝度を，ある瞬間に単に認識できても，それが針先であるか，穿刺針のシャフトであるかは，直ちには判定できない。そこがout-of-planeのピットフォールでもある。out-of-planeでは，穿刺針の断面を見ているにすぎないため，必ずvanishing target signを確認する必要がある。
　一方で，静脈を長軸に描出して穿刺針を進めれば，常にin-plane操作となり，穿刺針の針先からシャフトまでをエコー面に入れながら長軸の静脈を穿刺するので，血管内に入っていく穿刺針をエコー面の中でとらえ続けることになる。しかし，静脈を見失わないように，常にエコー面にとらえながら，同時に穿刺針も，常に針先からシャフトまでの同一のエコー面でガイドしていくには，技能の習熟を要する。また，途中で穿刺針の進行方向が横方向にわずかにずれると，シャフト様構造をエコー面でとらえながらも，実際には穿刺針の先端は目的とする血管の外を進み，他の部位を穿刺してしまうリスクも加わる。
　血管エコーの技能としては，両者を併せ持つことが望ましいが，PICCの挿入に関しては，静脈を正しく短軸でとらえ，out-of-planeではあるが，常に針先を追従していくことで，術者が頭の中で仮想のin-planeを構成していくのが望ましいと筆者は考えている。

4. エコーガイド下血管穿刺の成功と教育的トレーニング

　PICCに限らず，末梢の静脈穿刺にエコーが用いられる機会が増えている。エコーガイド下穿刺の成功率に関連する物理的要因として，血管の深さが1.6cm未満であれば血管の深さには関係なく，血管径がより大きいほうの成功率が高く，また血管径が6mm以上であれば92％の成功率が得られるという報告がある。深さが1.5cmを超えると，手動では成功率は一般に低下するが，熟達してくると，エコー

ガイド下での穿刺成功率は9割以上を達成できる[6)～8)]。

教育プログラムとしては，一定の講義とシミュレータなどを利用したハンズオンを推奨するものが主流である。これから開始しようとする場合は，解剖とエコーの基礎知識の習得と，ハンズオンなどによる手技の習得が必須である[9)]。

図15は，エコーガイド下の血管穿刺のトレーニングを目的とした器具の1つである。血管腔も再現されているが，2万円程度と，やや高額である。

5. エコーガイド下血管穿刺の推奨技術基準

エコーガイド下血管穿刺の推奨技術基準を表1に示す。特に，技能面における協調的操作のコンピテンシーは，エコーガイド下血管穿刺などに特有の動作であり，成功率に大きく関わる。両眼はエコー画面を見ながら，左（右）手でエコープローブを固定しつつ，わずかに動かして針先をとらえ，同時に右（左）手で刺入していく動作は，それなりの協調的操作，すなわち器用さのトレーニングを要する。

筆者の立場は，これまで述べてきたようにマニュアル操作での穿刺であるが，ニードルガイドを用いた穿刺も，シミュレータなどで習得するのが望ましい。

4．穿刺針の選択

1）金属針を用いる場合

例えば，グローション®カテーテルNXT（シングル）の場合は，マイクロイントロデューサセットに21Gの金属針が付属する（図16）。金属針とワイヤの間は若干の余裕があり，金属針を押し込むのは危険があるので，決して押し込まずにそのまま抜去する（図17）。この場合の金属針は静脈を穿刺して，ガイドワイヤを挿入するためのイントロデューサのようなものであり，奥に進めるものでも留置するものでもない。

図17Bの状態で金属針を押し込むと，ガイドワイヤごと後壁を損傷する。また，

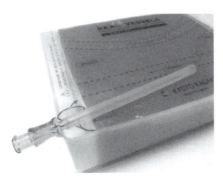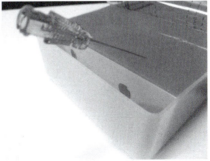

図15 ── エコーガイド下血管穿刺のトレーニングに用いる器具

金属針とガイドワイヤとが干渉して，ガイドワイヤを破損することがあるため，この段階では動かさないことが重要である。

表1 ── エコーガイド下血管穿刺の推奨技術基準

【知識面】
① 超音波に関する基礎知識があること
② 画像の描出に関する知識があること
③ 血管穿刺に関連する感染予防策の知識，プローブの清潔準備に関する理解があること
④ 穿刺血管の解剖知識ならびに避けるべき構造に関する知識を有すること
⑤ 目的とする血管の位置と血管の開存を確認できること
⑥ 血管の走行奇形（亜型）に関する知識があること
⑦ カラードプラでの静脈と動脈血流の評価に関する知識があること

【技能面】
① 目的とする血管を描出するために適切なプローブ操作と画像のコントロールができること
② プローブを操作しながら，穿刺針を進めていく協調動作ができること，またその器用さが備わっていること
③ マニュアルでの穿刺針操作が難しい場合に，ニードルガイドを用いて正しく装着，操作できること
④ 目的とする血管内へ穿刺針を正しく留置できること
⑤ 目的とする血管内に正しく穿刺針が留置され，周囲の動脈などを穿刺していないことを確認できること

（文献10より引用改変）

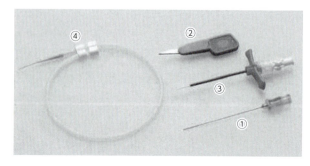

図16 ── マイクロイントロデューサセット
① 21G穿刺ニードル，② メス，③ ピールアウェイシース付イントロデューサ，④ ガイドワイヤ（.018インチ）。
（株式会社メディコンより画像提供）

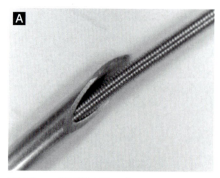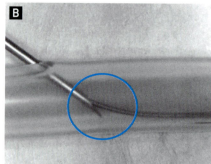

図17 ── 金属針の扱い方

2) 留置針〔内針（内筒）・外套がある〕の場合

別途，留置針を用いた場合，内針（内筒）を抜いて外套だけになった状態で，指定のガイドワイヤを挿入する。ある程度まで抵抗なくガイドワイヤが進めば，ほぼ血管内であると考えてよい。この時点では外套はまだ浅く，血管内に入っていないので，外套をさらに奥まで進めておく。外套を押し込んだ状態でなおガイドワイヤがスムーズに前後に動かすことができれば，ガイドワイヤも外套も正しく血管内にあると考える。

慎重を期す場合には，外套を押し込んだ状態でいったんガイドワイヤを抜いて，外套から逆血があることを確認できれば確実である。

> **Tips**
> この段階では駆血帯は不要であるので，解除しておくこと。駆血帯が締まったままでは，不必要な出血に加え，逆血にてガイドワイヤの再挿入が困難なことがある。駆血帯を解除した場合に逆血が確認しにくい時は，外套が血管壁や静脈弁に当たっている可能性があるので，わずかに外套を抜いてシリンジで軽い陰圧をかけてみるとよい。外套を少し抜くことで物理的な接触は解除され，シリンジで陰圧をかければ脱水時でも逆血はある。このような操作でも逆血が確認できなければ，外套が血管内にある確証はない。

5. カテーテルの特徴

1) カテーテルの材質

グローション®カテーテルNXTは，シリコーン（silicone）製である。一般的に，カテーテルはポリウレタン製とシリコーン製がある。シリコーンの特性は，柔軟性やしなやかさであり，血管の蛇行，曲線にも追従し，血管壁に及ぼす物理的な刺激も少ないことが挙げられる。その一方で，強度を持たせるためには，カテーテルの壁は若干厚くならざるをえない。

一方，ポリウレタン（polyurethane）は，カテーテルの材質としてより広く普及している。加工時に形状の多様性が得やすく，圧力や伸展力にも耐えやすく，復元性がある。外径が同じなら，シリコーンよりも薄いカテーテル壁で成型可能であるので，その分内径をより大きく確保しやすい。シリコーンより硬さがあるため，挿入時の"押しの力"など，操作性では優位である。

2) カテーテルの耐圧性能（シリコーン製）

特に，グローション®カテーテルNXTなどのシリコーン製場合，その耐圧性能が問題となる。添付文書では，限界圧は25psi（ピーエスアイ）≒172kPa（キロパスカル）までである（ちなみに，血圧の120mmHgは2.32psi≒16kPaに相当）。

通常の使用ではこの耐圧を超えることはないが，10mL未満の小さいシリンジで，生食などを手押しで急速注入すると，この限界圧を超えてしまう。シリンジが小さいと押し子の直径も小さくなり，単位面積あたりにかかる圧が大きくなるからである。よって，グローション®カテーテルNXTをフラッシュする時は，10mL未満のシリンジは用いてはいけない。グローション®カテーテルは，もともと注入に際してかなりの抵抗があるので，つい抵抗に勝るような強い力をかけてフラッシュしてしまいがちであるが，カテーテルの耐圧を超えてしまうと，カテーテルの破断，破損の危険があり，血管損傷につながることを十分認識する必要がある[11]。

3）輸液ポンプを使用した場合の耐圧性能に関する安全性

グローション®カテーテルNXTなどのシリコーン製のカテーテルの場合は，一定の流量を確保するために輸液ポンプを使用すると，自然滴下に比べてカテーテルは閉塞しにくくなる。

ところで，輸液ポンプ側の閉塞アラームは，ルートのわずかな膨らみを検知するしくみであり，ルートの圧を直接検出しているわけではないのでかなりの幅がある。当院で現在使用しているテルモ社の輸液ポンプTE261では，標準的な設定での閉塞アラームはおよそ30～90kPa程度で作動する（添付文書の記載ならびに医療機器メーカーからの情報提供による）。

通常の輸液ポンプの設定では，同カテーテルの耐圧上限である173kPaの範囲内に入るので，過剰圧がかかることはほぼない。仮に，流速を上げた場合には，それに応じてグローション®カテーテルNXTに圧がかかるが，輸液ポンプ側にも一定の負荷がかかり，理論上は輸液ポンプ側のほうで，先に閉塞アラームが作動する。

すなわち，輸液速度を速めて輸液をした場合でも，理論上はグローション®カテーテルNXTの耐圧を超える前に，ポンプ側で過剰圧が感知され，警告アラームが作動することになる。

器機のアラームは，あくまで器機側での安全設定であり，それに依存することがあってはならない。シリコーン製のグローション®カテーテルNXTなどの場合は，その特性を理解した上で，医療者側が安全な設定で実施することが常に求められる。

近年，PICCから造影剤の注入も可能にした耐圧性のカテーテルが普及しつつある。パワーPICC®もその1つで，ポリウレタンなどの材質を用いて耐圧性を向上させ，造影剤の注入を可能にしたPICCである。耐圧性300psiと，シリコーン製に比べて10倍以上の耐圧強度がある。

謝　辞

血管エコーの一部についてご協力を頂いた当院検査部 米田智也主任に感謝の意を表します。

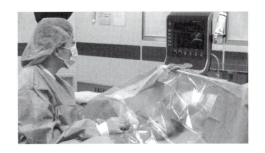

＊：図は当院でのデイサージェリーでのPICC挿入（☞カラー口絵参照）

| 文献・参考資料 |

1) Gorski LA, et al:Infusion Nursing Standards of Practice. J Infus Nurs. 2016;39(1S):S1-S159.
2) Dawson R:PICC Zone Insertion MethoTM (ZIMTM): A systematic approach to determine the ideal insertion site for PICCs in the upper arm. J Assoc Vasc Access. 2011;16(3):156-65.
3) Nifong TP, et al:The effect of catheter to vein ratio on blood flow rates in a simulated model of peripherally inserted central venous catheters. Chest. 2011;140(1):48-53.
4) Sharp R, et al:The catheter to vein ratio and rates of symptomatic venous thromboembolism in patients with a peripherally inserted central catheter (PICC): a prospective cohort study. Int J Nurs Stud. 2015;52(3):677-85.
5) Thomas S, et al:The vanishing target sign: confirmation of intraluminal needle position for ultrasound guided vascular access. Acad Emerg Med. 2013; 20(10):e17-8.
6) Panebianco NL, et al:What you see (sonographically) is what you get: vein and patient characteristics associated with successful ultrasound-guided peripheral intravenous placement in patients with difficult access. Acad Emerg Med. 2009;16(12):1298-303.
7) Parkinson R, et al:Establishing an ultrasound guided peripherally inserted central catheter (PICC) insertion service. Clin Radiol. 1998;53(1):33-6.
8) Robinson MK, et al:Improved care and reduced costs for patients requiring peripherally inserted central catheters: the role of bedside ultrasound and a dedicated team. JPEN J Parenter Enteral Nutr. 2005;29(5):374-9.

9) Costantino TG, et al:Ultrasonography-guided peripheral intravenous access versus traditional approaches in patients with difficult intravenous access. Ann Emerg Med. 2005;46(5):456-61.

10) Councils on Intraoperative Echocardiography and Vascular Ultrasound of the American Society of Echocardiography:Guidelines for performing ultrasound guided vascular cannulation: recommendations of the American Society of Echocardiography and the Society of Cardiovascular Anesthesiologists. J Am Soc Echocardiogr. 2011;24(12):1291-318.

11) 伊藤和史:PICCの固定と管理のポイント. Ⅳナース認定プログラム技能認定テキスト. 京都大学医学部附属病院看護部, 編. サイオ出版, 2017, p116-25.

⑤ 橈側皮静脈切開法による CVポート留置術

吉川正人

1. 橈側皮静脈切開法の適応

　2016年に実施された，CVポートの使用実態に関する全国アンケート調査結果によれば，CVポートの留置部位としては，前胸部が選択される場合が約90％と報告されている[1]。また，前胸部にCVポートを留置する場合に選択されるカテーテルの挿入経路としては，エコーガイド下の鎖骨下静脈（腋窩静脈）穿刺法が約40％と最も多く，次いでランドマーク法による鎖骨下静脈穿刺法が約30％に用いられている[1]。

　CVポート留置に際してのカテーテル挿入に求められるものとして，第一にカテーテル挿入時の合併症発生のリスクを回避することが挙げられる。すなわち，穿刺に伴う合併症である気胸や動脈誤穿刺を起こさない努力である。エコーガイド下に鎖骨下（腋窩）静脈穿刺を行うことによって，それらのリスクを軽減することは可能であると考えられるが，完全に回避することは困難であるとされる[2]。また，内頸静脈に対するアプローチにおいても，穿刺法にてカテーテルを挿入する手技である限り，動脈誤穿刺のリスクは，完全には回避することが不可能であると考える[3]。

　第二に，CVポートは，長期間の使用を目的としたデバイスであることから，カテーテルの長期留置に伴い，鎖骨と第一肋骨の間でカテーテルが慢性的かつ機械的に圧迫されることにより，カテーテルの断裂をきたす，ピンチオフ症候群[4,5]のリスクを回避することが挙げられる。エコーガイド下の鎖骨下（腋窩）静脈穿刺により，ピンチオフ症候群を回避することが可能であると報告されている[6]。しかしながら，エコーガイド下の鎖骨下（腋窩）静脈穿刺によって挿入されたカテーテルにおいても，ピンチオフ症候群とは異なる機序によって，カテーテルの断裂に至った症例も報告されており[7]，鎖骨下（腋窩）静脈穿刺によって挿入されたカテーテルにおいては，カテーテル断裂という結果をまねく危険性が完全には回避できない可能性があると考えられる。

　これらの理由から，前胸部CVポート留置に伴うカテーテル挿入経路として，安全にカテーテルが留置可能で，長期間の使用を可能にするためには，橈側皮静脈切開法によるカテーテル挿入は，重要な選択肢として考えられるべき手段である。

2. 橈側皮静脈の解剖

橈側皮静脈は，上腕の橈側を走って三角筋胸筋溝を通り，鎖骨胸筋三角で腋窩静脈に合流する表在静脈である（図1）。三角筋胸筋溝は，三角筋と大胸筋の間で，それぞれの筋肉とともに，胸筋筋膜という結合組織に覆われて存在しており，筋間にある脂肪組織の中を橈側皮静脈が走行している（図2）。

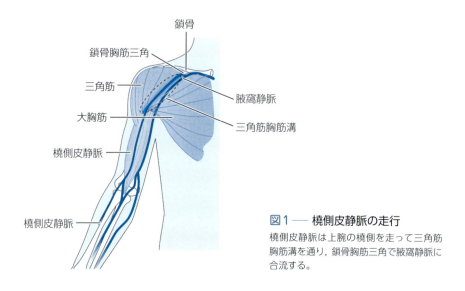

図1 ── 橈側皮静脈の走行
橈側皮静脈は上腕の橈側を走って三角筋胸筋溝を通り，鎖骨胸筋三角で腋窩静脈に合流する。

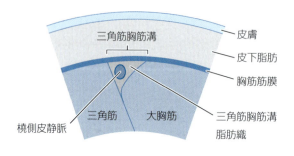

図2 ── 三角筋胸筋溝脂肪織内を走行する橈側皮静脈
橈側皮静脈は，胸筋筋膜に覆われた，三角筋と大胸筋の間に存在する三角筋胸筋溝脂肪織内を走行する。

3. 橈側皮静脈切開法によるCVポート埋め込みの実際（動画1）

1）橈側皮静脈切開

1 体表から見た三角筋胸筋溝の位置

体表から見ると，腋窩から鎖骨の方向に延びる皮膚の皺が，大胸筋外縁のラインに一致して見える場合があり，そのラインを三

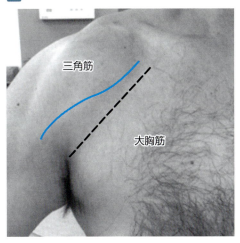

1
実線：三角筋胸筋溝の位置
点線：体表から認識される大胸筋外縁のライン

角筋胸筋溝と認識してしまうことがある。鎖骨に近づくにつれ，それらは一致していき，鎖骨から離れるにしたがって離開していく。鎖骨胸筋三角においては，橈側皮静脈は脂肪織のより深いところを走行するため，体表からは，かなり深い位置に存在し，同定に難渋することとなる。よって，橈側皮静脈を同定するためには，静脈が三角筋胸筋溝に存在する脂肪織内を走行している部位にて行うことがポイントとなり，鎖骨から2横指ほど尾側に離れた部位が皮膚切開の目安となる。同部においては，前述の通り，体表から見た大胸筋外縁のラインより外側に三角筋胸筋溝が存在することに注意する必要がある。

2 マーキング

皮膚消毒の後，覆布（ドレープ）がかかってしまうと，体表面からの位置関係がわからなくなってしまうので，必ず，消毒前に静脈切開部ならびにポート埋め込み部の皮膚切開の部分に，マーキングを行っている。先に述べたように，鎖骨から2横指ほど尾側の位置で，体表から認識される大胸筋外縁のラインより外側を意識して，皮膚切開を行う部位を決定し，マーキングを施行する。また，橈側皮静脈が未発達であったり，末梢静脈からの化学療法を長期に施行されたりした症例など，橈側皮静脈からのカテーテル挿入が困難な症例においては，外頸静脈切開法でのカテーテル挿入に変更する方針としているため，同時に，同側の外頸静脈の直上にも，皮膚切開のためのマーキングを行うようにしている。

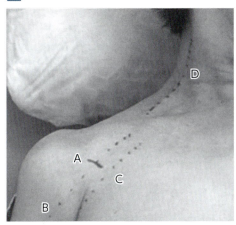

2
鎖骨から2横指ほど尾側の位置で，体表から認識される大胸筋外縁のラインより外側を意識して皮膚切開を行う部位を決定し，マーキングを施行する。なお，実際にはBとCの点線は描記しないことが多い。念のため，同側の外頸静脈の直上にもマーキングを行う。
A：橈側皮静脈切開のための皮膚切開部
B：橈側皮静脈の走行を示す点線
C：体表から見た大胸筋外縁のライン
D：外頸静脈の走行を示す点線

また，詳細は後述するが，ポート埋め込みのためのポケット作成位置についても事前のマーキングを行っている。

3 皮膚消毒

皮膚の消毒範囲は，橈側皮静脈切開および外頸静脈切開に対応し，ポート埋め込み部分も十分に含まれるように，外側は上腕，内側は反対側の胸骨外縁，頭側は耳下から下顎のライン，尾側は肋骨弓あたりまでとする。

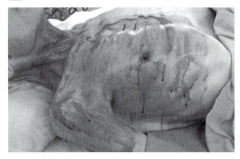

外側は上腕，内側は反対側の胸骨外縁，頭側は耳下から下顎のライン，尾側は肋骨弓あたりまで十分な範囲を消毒する。

4 皮膚切開

皮膚切開は，橈側皮静脈の走行に対して直交するように行っても平行に行ってもよいが，筆者は皮下脂肪の多い症例や筋肉質な症例などで，創を延長して視野を得る必要がある場合に，橈側皮静脈の走行に対して直行するように行うほうが，応用が効くと考えており，そちらを好んで用いている。

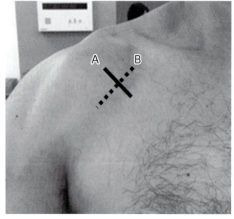

いずれも体表から認識される大胸筋外縁のラインより外側で切開する。
A：橈側皮静脈の走行に対して直交
B：橈側皮静脈の走行に対して平行

5 胸筋筋膜の露出と三角筋胸筋溝脂肪織の確認

皮膚切開の後，皮下脂肪織を切離しつつ筋鉤にて順次分けていくと，比較的しっかりとした光沢のある結合組織の層に至る。これが，三角筋と大胸筋を共通に覆う胸筋筋膜である。三角筋と大胸筋の間に三角筋胸筋溝の脂肪織が存在することが胸筋筋膜ごしに透見でき，三角筋繊維の暗赤色と，大胸筋繊維の暗赤色との間に，三角筋胸筋溝脂肪織の黄色が挟まれるように確認される様子から，筆者は"sandwich sign"と呼んでいる（5-1）。また，筋鉤を左右（内側－外側）にずらすことで，胸筋筋膜下に透見できる組織の色調が〈三角筋の赤色→三角

5-1

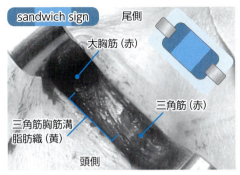

sandwich sign

筋膜を透して，三角筋の筋繊維の暗赤色と，大胸筋の筋繊維の暗赤色との間に，三角筋胸筋溝脂肪織の黄色が挟まれるように確認される（黒パンとチーズのsandwichのように見える）。（☞カラー口絵参照）

5-2

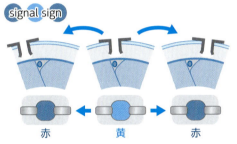

signal sign

筋鉤を左右（内側－外側）にずらすことで，筋膜下に透見できる組織の色調が〈赤→黄→赤〉と変化する。
（☞カラー口絵参照）

5-3

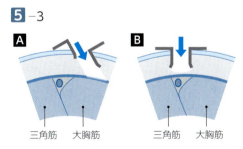

A：無意識に剥離が内側方向に向かってしまい，気がつくと大胸筋内に迷入してしまう。
B：意識して背側に向かって剥離するよう心がける。
（☞カラー口絵参照）

筋胸筋溝脂肪織の黄色→大胸筋の赤色〉と変化することが確認できる。これを，筆者は"signal sign"と呼んでいる（5-2）（動画2）。この2つのサインである"sandwich sign"と"signal sign"を確認することが，三角筋胸筋溝脂肪織を見つける上でのポイントとなり，結合組織を1枚剥離するごとにこれらのサインを確認し，正しい方向に剥離を行っていく。

一般に，術者は患者の外側に立っているため，無意識のうちに皮下脂肪織の剥離方向が内側向きになることが多く，その場合，気がつくと胸筋筋膜を切開して，大胸筋内に迷入してしまっていることがある（5-3A）。したがって，意識して皮膚切開からまっすぐ背側にむけて皮下組織を剥離することを心がけ，胸筋筋膜ごしに透見できる，黄色い三角筋胸筋溝脂肪織を確認するようにする（5-3B）。脂肪織の少ない症例では，この時点で，脂肪織内を走行する橈側皮静脈まで透見できる場合もある。

6 胸筋筋膜の切開と橈側皮静脈の確保

三角筋胸筋溝脂肪織の黄色い色が透見できる部位で，胸筋筋膜を切開する。筆者は，先端の細いモスキート鉗子と筋鉤を用いて，橈側皮静脈の走行に沿って，血管の直上で結合組織を1層ずつかき分けるようにして胸筋筋膜を切開している。最初は対象となる橈側皮静脈が視認できなくても，結合組織を薄く分けていくことで，黄色の脂肪織の中にやや青みがかった暗赤色の血管が認められるようになり，その直上の結合組織を血管の長軸に沿って分けていくと，最終的に血管表面が露出され，血管を見失うこ

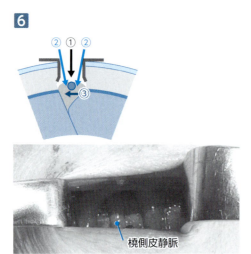

橈側皮静脈の走行に沿って、血管の直上で結合組織を1層ずつかき分けるようにして胸筋筋膜を切開し静脈表面に至ると（①）、血管がかまぼこ状に盛り上がるので、血管の両側を剝離した後（②）、背側を剝離する（③）。

とがないと考えている。その際、筋鉤はやや引き上げるように把持することが重要で、背側に押しつけてしまうと、静脈の還流が不良となり、静脈を見失う原因や、静脈の損傷につながるので注意が必要である。静脈の表面に達すると、自然に血管がかまぼこ状に盛り上がるので、血管の両側を剝離した後、背側を剝離し、まず、末梢側に1本支持糸（3-0程度の太さのもの）を通し確保する。末梢側の指示糸はこの時点で結紮するが、結紮の際に血管のねじれを作らないように注意する。ねじれを生じると、静脈切開の際の内腔の確保が困難になる場合があるからである。支持糸を軽く牽引し、静脈の中枢側を剝離し、1cmほど周囲組織から遊離した後、中枢側にも支持糸を1本通しておく。中枢側は鎖骨胸筋三角に近くなると、流入する枝がある場合があるので剝離の際には枝を損傷しないように注意する必要がある。

7 静脈切開

末梢側の指示糸を牽引し、血管を短軸方向に半切開する。静脈がやや深くに位置する場合は中枢側の指示糸も牽引し、静脈を視野の近いところに挙上する（7-1）。1人で行っている場合は、指示糸を覆布（ドレープ）に鉗子で固定して牽引する方法が有用である。切開には"よく切れる"眼科剪刀を用いて、1回で切開することで、明瞭な切開口を形成するようにしている（7-2）。切れの悪いハサミで何回も切開操作を行うと切開口が不明瞭となり、内腔の識別が困難になることがあるので注意が必要である。

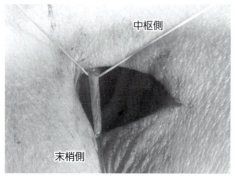

末梢側と中枢側に支持糸をかけ、適度に牽引することで、静脈を切開しやすい"場"を作る。

よく切れる剪刀で、できれば1回で半周切開を置く。

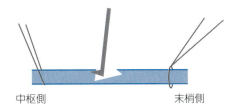

中枢側　　　　　　　　　末梢側

静脈の前壁を把持し，内腔を確保する（vein pick等の利用）。

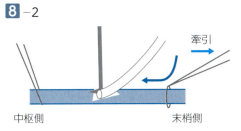

中枢側　　　　　　　　　末梢側

確実にカテーテル先端を血管内腔に挿入する。静脈後壁にカテーテルの先端をあてがい，軽く押し下げつつ寝かせるようなイメージ。

8 カテーテルの挿入

カテーテルの挿入に際しては，利き手の反対側の手で，モスキート鉗子や先細（さきぼそ）の鑷子で静脈切開口の中枢側の前壁を把持するか，CVポートのキットの中に入っているvein pickを切開口から静脈内腔に挿入し（8-1），中枢側の前壁を挙上し，血管内腔を確保した上で，利き手に持った鑷子等でカテーテルを挿入する（動画3）。いずれの場合も，確実に内腔にカテーテルの先端を挿入することが重要であり，切開口から確認される静脈後壁に，カテーテルの先端をあてがい，軽く押し下げつつ寝かせるようなイメージで挿入することがコツである（8-2）。また，末梢側の牽引糸をうまく利用して，静脈を末梢側に十分牽引することも重要である。カテーテルが途中で進みにくい時は，枝に迷入している場合もあるため，無理に挿入しようとせず，一度軽く引き戻したのち進めるか，透視下に確認しつつカテーテルを進めるようにする。先端開口式のカテーテルを用いている場合は，透視下にガイドワイヤを先行させつつ挿入することも可能であるが，ガイドワイヤは愛護的に操作し，静脈壁を損傷しないように注意する。静脈の径の細い場合は，カテーテルに接続したシリンジから生理食塩液を適宜注入しつつ，静脈を拡張しながらカテーテルを進めるとよい場合がある。

いずれにしても，X線透視下に，カテーテルの先端が確実に上大静脈内の適切な位置に留置されていることを必ず確認するとともに，カテーテルからの逆血を確認する。カテーテルの位置を決定したら，静脈の中

枢側の支持糸を用いて，静脈とカテーテルを結紮固定する。結紮した後，再度カテーテルからの逆血確認と生理食塩液の注入を行い，結紮によるカテーテル内腔の閉塞がないことを確認する。

万が一静脈が離断されてしまった場合は，2本のモスキート鉗子にて静脈の左右，もしくは前後の壁を把持して，中枢側へ静脈の剥離を追加した後，内腔を確保しつつモスキート鉗子を牽引してカテーテルを挿入する。内腔の確認が困難な場合は，断念して外頸静脈切開法に切り換える。その場合，可能であれば中枢側断端は結紮止血しておくことが望ましい。

9 橈側皮静脈からのカテーテルの挿入が困難な場合の外頸静脈切開法

前に述べたように，橈側皮静脈の発達が悪い場合や，末梢静脈からの化学療法が長く続いた症例などは，橈側皮静脈からのカテーテルの挿入が困難な場合がある。その場合は，同側の外頸静脈を切開してカテーテルを挿入することとしている。

顔面を対側に向け，患側の頸部を進展させた後，先にマーキングを行った外頸静脈直上に局所麻酔を行い，皮膚切開を置く（9-1）。外頸静脈が視認しにくい場合は，体位を軽度の頭低位とすることで静脈が怒張し，確認が容易となる。静脈は広頸筋に覆われているため，局所麻酔時や皮膚切開時に誤って損傷する可能性は少ないと考えるが，局所麻酔時に，まず，静脈外縁よりやや外側に穿刺して膨疹を作成し，次いで，作成した膨疹部に針を進め，血管の外側から直上，さらに内側へと，膨疹をつな

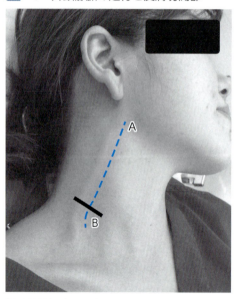

9-1 外頸静脈の走行と皮膚切開部

顔は反対側に向け，頸部を進展させる。
A：外頸静脈に沿って行ったマーキング。
B：外頸静脈と直行するように皮膚切開を置く。

9-2 外頸静脈周囲の局所麻酔

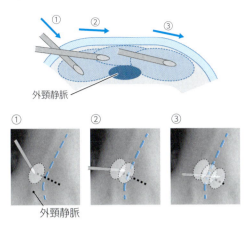

① まず，血管の外側の皮下に膨疹を作成する。
② 作成した膨疹内に針先を進め，さらに膨疹を作成する。
③ 膨疹をつなげていくように血管の外側から直上，内側へと針先を進めつつ局所麻酔を行う。

9-3 中枢側からの逆血のコントロール

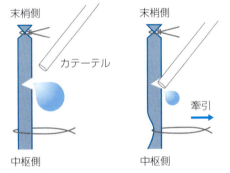

静脈切開後に血管の中枢側からの逆血が多く，カテーテル挿入の際に視野の妨げとなるようであれば，中枢側にかけた支持糸を牽引して逆血をコントロールするとよい。

2）皮下ポケットの作成

げていくように麻酔を施行すれば（9-2），静脈に誤って針を穿刺することはなく，かつ膨疹部を切開することで皮膚切開時に静脈そのものを損傷することはない。

皮膚切開後は，前述の橈側皮静脈の露出の要領で，血管の直上の組織を分けるように剥離し，血管表面に至る。その後，静脈周囲を剥離し，末梢側，中枢側に支持糸をかけ，末梢側の指示糸は結紮する。橈側皮静脈と異なり，脂肪織は少なく，皮下から，比較的しっかりした広頸筋の結合組織を剥離していくと血管の表面に到達するイメージである。

静脈切開ならびにカテーテルの挿入は，橈側皮静脈に比較して血管径が太いため容易であるが，中枢側からの逆血が多く，視野の妨げとなる場合があるので，中枢側の支持糸の緊張によって出血をコントロールすることが重要である（9-3）。鎖骨下静脈への流入部の屈曲によりカテーテルが進みにくい場合は，末梢側の糸を牽引することで入りやすくなる。

透視下に先端位置を確認した後，中枢側の支持糸にて血管とカテーテルを結紮固定し，逆血確認と，生理食塩液の注入を行い，結紮によってカテーテル内腔が閉塞していないことを確認する。

1 CVポート埋め込み部のマーキング

カテーテルの挿入方法にかかわらず，カテーテル挿入部からポートの皮下ポケットまでの皮下トンネルが短くて済む点において，ポートの埋め込みが容易であることから，鎖骨の近傍など，前胸部の高い位置に

1

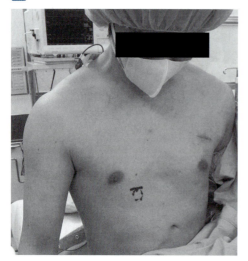

HPNの場合は患者自身でCVポートの穿刺を行うことが多いので，自分自身で直接視認して穿刺できる部位にCVポートを埋め込む必要がある。

CVポートが埋め込まれている例をよく見かける。これは，CVポートを埋め込む側の人間の都合によって決定されたCVポートの位置と言ってもよい。本来，CVポートの位置は，ポートの穿刺を行う人間が誰であるかによって決定されるべきである。確かに，化学療法薬剤の投与や，がん終末期の静脈ルートとして使用する場合は，医療従事者や，家族がCVポートの穿刺を行うため，前胸部の高い位置に埋め込むことで，大きく胸をはだけることなく，穿刺が容易に行えるという利点がある。一方で，クローン病や短腸症候群などの良性疾患に対する在宅中心静脈栄養法（HPN）の場合は，患者自身でCVポートの穿刺を行うことが多く，そのためには，自分自身で直接視認して穿刺できる部位に，CVポートを埋め込む必要がある。筆者らは，手術前に患者と相談しながら，座位にて実際に直視下に視認できて，穿刺できる部位を決めて，マーキングを行っている。大抵は，乳頭の内側でやや尾側となることが多い。

2 皮膚切開

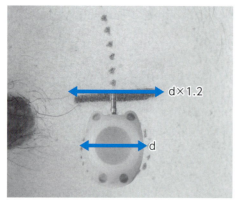

皮膚切開のマーキング部分と，CVポートを埋め込む皮下ポケット部分の皮下に局所麻酔をし，皮膚切開を行う。皮膚切開の長さは，埋め込むCVポートの径よりやや長めの2割増し程度とする。

3 皮下組織の剝離

皮膚壊死等の皮膚トラブルを予防する目的で，皮下脂肪を1cmほど皮膚に付けた状態，もしくは皮下脂肪の少ない症例では，筋膜直上を剝離する（**3**-1）。ポケットの奥

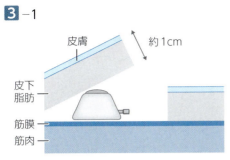

3-1

皮膚壊死等の皮膚トラブルを予防する目的で，皮下脂肪を1cmほど皮膚に付けた状態，もしくは皮下脂肪の少ない症例では筋膜直上を剥離する。

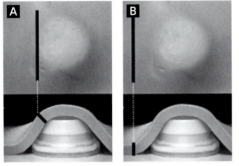

3-2

A：奥行の剥離が不十分な場合，CVポート留置後に皮膚縫合線がCVポートの縁に一致してしまい，皮膚トラブルにつながる可能性がある。
B：ゆとりをもってポケットを作成し，皮膚縫合線がポートの縁にかからないようにする。

行については，CVポートの径よりやや大きめに剥離しておく。奥行の剥離が不十分な場合，CVポート留置後に皮膚縫合線がCVポートの縁に一致してしまい，創の哆開や皮膚壊死などの皮膚トラブルにつながる可能性があるからである（3-2）。したがって，皮下ポケット作成後は，仮にCVポートを皮下ポケット内に挿入してみて，必要十分な大きさのポケットが作成されているかどうかを確認するようにしている。また，皮下ポケット内の出血については，確実に止血しておく。止血が不十分な場合，翌日以降にポケット内に血腫が形成され，CVポートの早期の使用が困難になるだけでなく，ポケット感染のリスクが高くなることは疑う余地もない。

3）皮下トンネルの作成

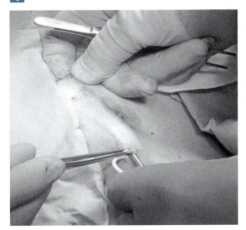

浅すぎず，深すぎず，トンネラーはまっすぐなまま使用する。

1 トンネラーを用いた皮下トンネルの作成

橈側皮静脈切開に用いた創から，CVポート埋め込みのための皮下ポケットまで，皮下に局所麻酔を行った上で，CVポートのキットに付属しているトンネラーを用いて皮下トンネルを作成する。

2 皮下トンネルの中継地点

HPN目的のCVポートの場合，比較的長い距離の皮下トンネルが必要になるが，そのような場合は躊躇せずに中継地点を設けるべきである。以前，筆者は，中継地点を設

2

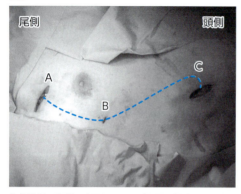

比較的長い距離の皮下トンネルが必要な場合には，躊躇せずに中継地点を設ける。
A：ポート埋め込み部
B：中継地点
C：橈側皮静脈切開部
点線：皮下トンネル内のカテーテルの走行

けずに比較的長い皮下トンネルを作成した際に，皮下トンネルの一部が筋膜下を走行したために，カテーテルが抜浅に至ったと考えられた症例を経験しており[8]，中継地点を置くことで，無理なく，皮下の適切な層でのトンネルの作成が可能になると考えている。カテーテルは自然な形で走行するように配慮し，それぞれの創部でカテーテルが屈曲しないように注意する。

また，金属製のトンネラーを用手的に曲げて使用することが習慣的に行われる場合があるが，その場合，トンネラーに不用意な抵抗が加わった際に，把持している手の中でトンネラーが回転し，トンネラーの先端が思いもよらない方向に進んでしまうことがあるため，注意が必要である。トンネラーを曲げなければ皮下トンネルの角度が合わないようであれば，中継地点を追加して，無理なく皮下トンネルを作成するべきであると考えているため，現在，筆者はトンネラーを用手的に曲げることは行っていない。

4）CVポートの固定・閉創

1

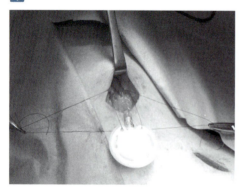

ポートの反転を防止するために，皮下組織や筋膜に2箇所を固定する。先に固定糸を組織とポートに掛けておいてから，ポートをポケットに挿入し，固定糸を結紮すると容易に固定できる。図は固定糸をかけた段階。この後，ポートをポケットに挿入し，結紮・固定する。

1 それぞれのCVポート専用の接続具を用いて，カテーテルとポートを接続した後，ポートをポケットに収納する。ポートがポケット内で反転することを防止するために，皮下組織や筋膜に2箇所で固定する。その際，固定糸を組織とポートにあらかじめ掛けておいてから，ポートをポケットに挿入し，固定糸を結紮すると容易に固定できる。

皮膚縫合の前にCVポートのフラッシュを行い，抵抗なく注入できるか，薬液の漏れがないかを確認する。

再度，止血を確認し，各創を縫合し閉創する。縫合は，埋没縫合でも，抜糸が必要な縫合でも構わないが，特にポート埋め込み部については，創のadaptationを意識して縫合する。また，縫合の際に，カテーテルを損傷しないように注意する。

最終的にX線透視下にカテーテル先端位置の確認と静脈切開部からポート埋め込み部までのカテーテルの屈曲の有無等の確認を行い終了とする。

4. おわりに

　橈側皮静脈切開法によるカテーテル挿入手技を用いたCVポート留置は，上に述べたようないくつかのポイントを押さえれば，決して難しい手技ではない。習熟すれば，高い成功率をもってカテーテルを安全かつ確実に留置しうる方法である[9]。特に外科医にとっては，習得しておくべき手技の1つと考えるが，いわゆる中堅以上の外科医の中にも，橈側皮静脈切開法の経験がほとんどないという医師が少なからずおられる。ゆえに，若手の外科医が，この手技を勉強する機会も少なくなっている可能性がある。本項が，患者にとって必要な技術の継承の一助となれば幸いである。

| 文献・参考資料 |

1) 井上善文：CVポートの使用実態に関する全国アンケート調査結果. Med Nutr PEN Lead. 2017；1(2)：146-61.

2) Sakamoto N, et al：Ultrasound-Guided Radiological Placement of Central Venous Port via the Subclavian Vein: A Retrospective Analysis of 500 Cases at a Single Institute. Cardiovasc Intervent Radiol. 2010；33(5)：989-94.

3) 日本医療安全調査機構（医療事故調査・支援センター）：医療事故の再発防止に向けた提言 第1号 中心静脈穿刺合併症に係る死亡の分析―第1報―平成29年3月, 2017.
[https://www.medsafe.or.jp/uploads/uploads/files/publication/teigen-01.pdf]

4) Aitken DR, Minton JP：The "pinch-off sign": a warning of impending problems with permanent subclavian catheters. Am J Surg. 1984；148(5)：633-6.

5) Inoue Y, et al:Spontaneous partial fracture of the catheter of a totally implantable subcutaneous infusion port. JPEN J Parenter Enteral Nutr. 1992;16(1):75-7.

6) Osawa H, et al:Ultrasound-guided infraclavicular axillary vein puncture is effective to avoid pinch-off syndrome: a long-term follow-up study. Surg Today. 2013;43(7):745-50.

7) 中山智英,他:エコーガイド下穿刺にて鎖骨下静脈に留置したCVポートのカテーテル断裂症例の経験. 臨床と研究. 2016;93(2):245-50.

8) 吉川正人,他:CVポートの皮下トンネル経路が原因と考えられたカテーテル抜浅の1例. Med Nutr PEN Lead. 2017;1(1):76-80.

9) 星 寿和,他:転移性消化器癌に対する化学療法のための橈側皮静脈カットダウン法による埋め込み型中心静脈ポート留置術. 手術. 2006;60(8):1191-5.

2 各論

⑥ エコーガイド下上腕ポート留置術

木許健生

1. エコーガイド下上腕ポート導入の背景およびその利点

　近年の抗がん剤，分子標的薬の進歩は目覚ましく，現在は免疫チェックポイント阻害薬も導入され，切除不能がん患者の予後は飛躍的に改善している。化学療法施行患者には，長期間，一定の間隔で頻回に静脈穿刺を行って薬剤投与を行う必要があるため，安定した確実な静脈ルートの作成が必須である。その対策として，欧米では1980年代より完全皮下埋め込み式ポート付カテーテル（totally implantable central venous access port：CVポート）が使用されるようになった。わが国においても，2002年4月の診療報酬改訂において外来化学療法加算が新設されたことにより，現在は積極的に外来化学療法が実施され，静脈炎や，抗悪性腫瘍薬の血管外漏出による皮膚障害，頻回の静脈穿刺による患者の苦痛等を軽減することにCVポートは大きく寄与している。

　2016年のわが国CVポート使用の現状に関するアンケート調査（251施設）によると，CVポートの主な留置部位は89.6％が前胸部であり，上腕へのCVポート挿入は7.6％にとどまっている[1]。全国がん拠点病院379施設でのアンケート調査では，鎖骨下静脈から前胸部へCVポートを留置した8097症例中81例（1.0％）に気胸を，100例（1.2％）に動脈穿刺を合併したと報告されている。そのうち，リアルタイム超音波ガイド下に挿入した3386例中21例（0.6％）に気胸を，26例（0.8％）に動脈穿刺を合併したとされ，超音波ガイド下での穿刺であっても，挿入手技に伴う重篤な合併症がゼロではないことが明らかにされている。内頸静脈へのリアルタイム超音波ガイド下挿入でも同様で，1624例中7例（0.4％）に気胸を，17例（1.1％）に動脈穿刺を合併したとされている。それに比べ，上腕ポート（1033例）では，気胸0例（0％），動脈穿刺4例（0.4％）で，統計学的な有意差をもって上腕ポートの手技の安全性が示されている[2]。また，上腕ポートでは，鎖骨下静脈穿刺では避けられない合併症であるピンチオフ発生を防ぐという利点もある。

　前述のような合併症を予防し前胸部にCVポートを挿入する方法として，橈側皮静脈切開法が挙げられる。しかし，同方法においては，橈側皮静脈の狭小化や確認困難のために，同静脈からのCVカテーテル挿入不可症例が一定の比率（18〜

23％）で存在することが明らかにされている[3)4)]。その場合は，外頸静脈切開へと術式変更を余儀なくされる場合が多く，患者に負担と苦痛を与えてしまうことを念頭に置く必要がある。一方，手技の簡便性，安全性から前腕部留置が選択される場合があるが，前腕部の場合は皮下組織が少ないためにポートの隆起が目立つ，静脈炎が多い，肘の屈曲に伴う滴下不良などが患者QOLを低下させる，などの理由で，現在，積極的に行っている施設は限られている。

　上腕CVポート留置は，2002年，井上らによって外来化学療法施行乳がん患者を対象に静脈切開法で施行されたのが初めである[5)6)]。上腕でのポート留置は，女性では隆起が目立ちにくい，穿刺時に腕を捲るだけでよい等の利点があり，特に乳がん施行患者には，前胸部ポートを回避することによって，患側のみならず健側乳房に術創を残すことを避けるという患者に優しい方法である。先述のように，上腕ポート留置は手技に伴う重篤な合併症が少なく安全であることより，医療者側のストレスを減らすのみならず，手術を受ける患者の恐怖心もかなり軽減できるものと思われる。しかし，静脈切開による上腕ポート留置には，その手技上，ある程度の経験と熟練を要する，選択静脈の主たる尺側皮静脈が見つけにくい，手術時間が長くなる，等の傾向があり[3)]，広く実施される手技となるための障害となっている。2006年にエコーガイド下上腕PICC（peripherally inserted central venous catheter；末梢挿入式中心静脈カテーテル）がわが国に導入され[7)]，その有用性が認識されるようになり急速に普及しつつある[8)]。上記のような問題点を解決する手段として，筆者はPICC挿入用デバイスをそのまま利用してカテーテルを挿入するエコーガイド下上腕ポート留置術を行っている[3)]。

　本法は非常に簡便であり，安全性も優れているので，その挿入手技について解説する。また，上腕ポートの留置部位は上腕外側を採用している。逆U字に皮下トンネルを作成してポートを上腕外側に留置することによって，ヒューバー針によるポート穿刺がより容易になるだけでなく，穿刺時の痛みが軽減される，皮膚壊死のリスクが低下する，などの利点があると考えている。このような利点を考慮し，主に皮下脂肪の厚い女性症例に対して本法を施行しているが，最近は男性症例にも適応を広げている。

2. エコーガイド下上腕ポート留置の手順（動画）

1）場　所

　　　手術室，高度バリアプレコーション下，X線透視下，椅子に座って実施する。

2）準備するもの（図1）

1. PICC専用血管穿刺用超音波診断装置

筆者はサイトライト5（承認番号：219ADBZX00188000）（株式会社メディコン）を使用している。

2. PICC挿入用キット

①メディキットピールオフイントロジューサー（医療機器認証番号：20200BZZ01461000），メディキット株式会社。

②メディコンサイトライトⅣ（ニードルガイドキット）21G用（承認番号：21700BZY00331000），株式会社メディコン。

3. ポート

バード®スリムポート（カテーテルタイプ）（承認番号：21200BZY00279000），株式会社メディコン。カテーテルの材質：クロノフレックス（ポリウレタン），ポート本体の高さ（セプタム表面からタンク底部まで）：8mm，カテーテル外径：6.0Fr。

4. その他

駆血帯，エコー用ゼリー，縫合セット，4-0吸収糸，局所麻酔薬，剪刀，生食，ロック用ヘパリン，滅菌覆布などが必要となる。

現在，各種CVポート用キットが販売されているが，どれを使用してもよい。確実に血管穿刺ができるかどうかが重要である。尺側皮（上腕）静脈が細い人が多いため，筆者は21G穿刺針で穿刺し，4Frのマイクロイントロデューサで血管を確保する方式を採用している。上腕ポート留置を左右どちらで行うかについては"利き腕の反対側"を基本としている。乳がん患者の場合は非患側側としている。

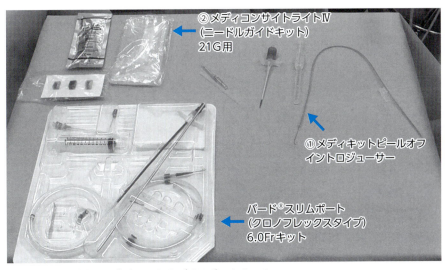

図1 ── PICC挿入用デバイスおよびCVポートキット

1

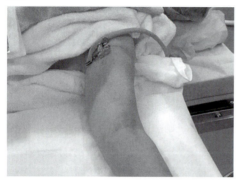

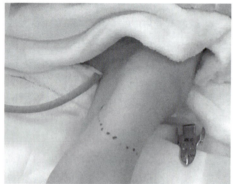

1 体 位

仰臥位で上腕を90°近くまで外転，前腕を90°回外（手のひらを天井に向ける），肘関節を軽く屈曲する体位をとり，上腕を駆血する。できる限り腋窩に近いところで駆血する。PICC専用血管穿刺用超音波診断装置を使用して，まず，上腕動脈とその周辺に存在する数本の上腕静脈の血管集団を確認する。プローブを軽く圧迫しても扁平化しない血管が上腕動脈である。その背側（上腕三頭筋側）にプローブを少し滑らすと，孤立して存在する尺側皮静脈が確認できる。尺側皮静脈の走行には個人差があり，人によって見え方がさまざまであるため，プローブを末梢中枢（手先〜腋窩）に滑らせ，尺側皮静脈の走行，分岐状態を確認することが大切である。筆者は尺側皮静脈穿刺を第一選択としている。5Fr以上の静脈径があれば十分穿刺可能であるが，穿刺困難な場合は上腕静脈を選択する。尺側皮静脈が細い場合は，上腕静脈が拡張していることが多い。上腕静脈周辺には上腕動脈，正中神経が並走しているが，動脈穿刺，神経損傷を合併した経験はなく，その可能性はかなり低いと思われる。上腕静脈にしろ，尺側皮静脈にしろ，なるべく腋窩に近い部位で穿刺することを心がけることが大切である。なぜならば，穿刺のしやすさから，予想外に肘に近い部位を穿刺する傾向があるからである。穿刺部位が肘に近くなると，肘を屈曲した際にカテーテルも屈曲してしまい，滴下不良，カテーテル閉塞の原因となる。

2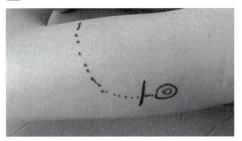

2 マーキング

穿刺部位が決定したら皮膚にマーキングを行い，駆血帯を外す。上腕外側（穿刺部位と対側）にポート留置部のマーキングを行い，静脈穿刺部とポート留置部をU字状につなげるように皮下トンネルの走行をマーキングする。U字の頂点に皮膚切開を置くため，印を付けておく。

3 PICC挿入デバイスを用いた上腕の静脈の確保

再び上腕を駆血し，上腕，肘，前腕までの全周をポビドンヨードで消毒し，手術台の手台の上に滅菌覆布を敷き，その上に腕を置いて，その後覆布で患者の全身を覆う。

3-1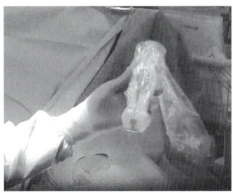

前述のPICC挿入用キット②（以下，キット②）内の超音波用滅菌プローブカバーに超音波用ゼリーを十分に落とし，超音波プローブ先端を覆い，輪ゴムでゼリーがプローブ先端から逃げないように固定する。穿刺する静脈の皮膚からの距離によってニードルガイドを選択し滅菌プローブカバーの上から装着する。今度はPICC挿入用キット①（以下，キット①）内の21G穿刺針を取り出し，ニードルガイドの穿刺針用溝に針を針先が出ないようにしてはめ込む。

3-2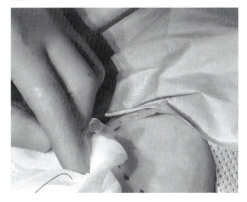

キット②内の滅菌ゼリーを穿刺部に塗布し，超音波プローブを上腕に当て尺側皮（上腕）静脈を穿刺する。穿刺の際，筆者は静脈を貫通させるdouble wall puncture法を採用している。なぜなら，尺側皮（上

腕)静脈の径は細いため，穿刺針先端位置が確実に血管内に入ったことを確認することが難しいからである。静脈径が10mm以上もある太い血管ならともかく，それ以下であれば，静脈を串刺しにする感覚で血管が逃げないように素早く穿刺し，上腕骨に当たるくらいまで穿刺を挿入するほうがよい。

3-3

その後穿刺針の内筒を抜き，じりじりと穿刺針外套を引き抜いてくると静脈血が噴出してくるので，慌てずにキット①内のガイドワイヤを挿入する。その際は，穿刺針外套を触ってはいけない。触ることによって容易に穿刺針が抜けてしまうからである。ガイドワイヤがスムースに挿入できたら，外回りの看護師に駆血帯を外してもらう。その後，穿刺部に局所麻酔を施し，穿刺針外套を抜く。そして，11番剪刀にて穿刺部を2mm程度切開する。キット①内のシース付きマイクロイントロデューサ (5Fr) を取り出し，ガイドワイヤに沿わせて静脈内に挿入する。ここまでの操作はPICC挿入の手順である。繰り返すが，double wall puncture法でほとんど問題は起こらない。特に尺側皮静脈穿刺の場合は，周辺に動脈，神経が存在しないため，安心して穿刺可能である。しかし，上腕静脈穿刺の場合は，その都度，患者にしびれがないかを確認しながら手技を行うことが肝要であることを付け加えておく。

3-3

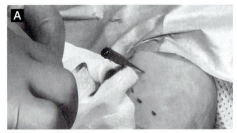
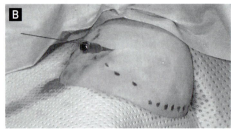
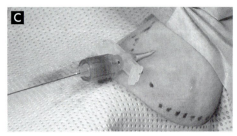

A：静脈血が噴出する部位まで外套を少しずつ抜いてくる。
B：ガイドワイヤを挿入する。
C：シース付マイクロイントロデューサ (5Fr) を挿入する。

4 ポート挿入手技

4-1

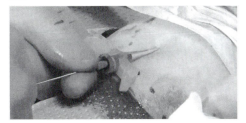

先のガイドワイヤ（PICC挿入用）およびマイクロイントロデューサ（5Fr）の内筒を抜き，CVポートキットのガイドワイヤに入れ替える。

ポートのキット（前述）を取り出し，ポートおよびカテーテル内に生食を満たしてプライミングを行う。また，外回り看護師にX線透視の準備をしてもらう。先に挿入していたマイクロイントロデューサ（5Fr）内筒とガイドワイヤを抜去し，残したシース内にポートキット内のガイドワイヤを透視で確認しながらゆっくり挿入する。その際，腋窩静脈または内頸静脈移行部でそれより中枢側へのガイドワイヤ挿入困難となる場合があるが，その時はラジフォーカス®ガイドワイヤー（テルモ社）を使用して，上大静脈までガイドワイヤが挿入できることを確認しておく。

4-2

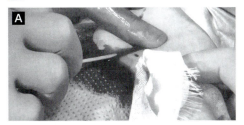
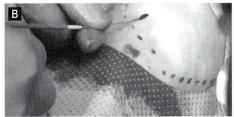
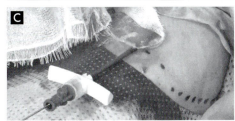

A：マイクロイントロデューサ（5Fr）の内筒を抜去する。
B・C：CVポートキット内のマイクロイントロデューサ（6.5Fr）を挿入する。

マイクロイントロデューサ（5Fr）のシースを抜去し，必要であればガイドワイヤ刺入部に数mmの切開を追加する。この切開が小さいとその後の操作がやりづらくなるので十分に切開することが大事である。ポートキット内のマイクロイントロデューサ（6.5Fr）を，抵抗がなければ約5cm程度挿入する（それ以上深く挿入する必要はない）。

4-3

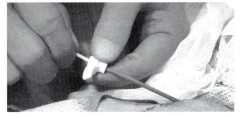

ポートのカテーテルをX線透視下に気管分岐部下端レベルまで挿入する。

ガイドワイヤを抜去し，マイクロイントロデューサ（6.5Fr）内筒を抜き，シース内へポートのカテーテルを透視下に挿入し，上大静脈内（気管分岐部の下端レベル）にカテーテル先端を留置し，逆血を確認する。先述のように，腋窩静脈分岐部，内頸静脈分岐部等でカテーテルが進まない場合は，

ラジフォーカス®ガイドワイヤーなどをガイドにして挿入するとすんなり挿入できる場合が多い。それでも無理な場合は，カテーテルから造影し静脈走行を確認する必要がある。

> **Tips**
> 上腕ポートは，前胸部ポートに比べてカテーテルの走行経路が長く肩関節を越えるため，肩関節の動きに伴ってカテーテル先端の位置がより大きく移動することが知られており[9]，浅めに挿入されたカテーテルはカテーテル内血栓形成のリスク因子であると警告されている[10]。国際臨床実施ガイドラインでは，カテーテル先端位置は上大静脈右心房接合部から上大静脈へ下1/3の部位が推奨されているが[11]，透視下で同部位へカテーテルを留置するための確定的なメルクマールはない。Stonelakeらは，40°以上の急峻な角度でカテーテルが上大静脈に接触すると，先端にかかる物理的な力によって血管壁が損傷する可能性を指摘し，カテーテル先端の走行が上大静脈と平行になることが重要であると報告している[12]。現時点では，カテーテル先端位置は気管分岐部レベルに置き，なるべくそれより頭側に留置しないことを心がけるべきだと考えている。

4-4

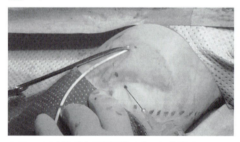

カテーテル刺入部を周辺組織と共に無鉤鉗子でクランプして固定し，その後の操作でのカテーテル逸脱を予防する。マーキングのU字に沿って局所麻酔を施す。

4-5

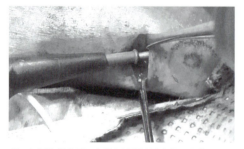

ポート挿入部皮下に十分な局所麻酔を行った後，2cm長の皮切を置き皮下ポケットを作成する。

4-4

カテーテル先端位置を確認したら，マイクロイントロデューサ外套を抜去し，カテーテルと周辺組織とを一緒に無鉤鉗子にてクランプし，以後の操作でカテーテルが抜けないようにする。その後の操作でカテーテルが抜けてしまうと再挿入が非常に困難となるため，このカテーテルの鉗子固定は非常に有用である。バード®スリムポート（クロノフレックス）のカテーテルはポリウレタン製であり，無鉤鉗子であればカテーテル損傷を気にする必要はない。

4-5

U字型の皮下トンネル部，ポート留置予定部に局所麻酔を十分施し，ポート留置予定の肘側に短軸約2cmの切開を置き，皮下ポケットを作成する。皮膚切開部にはポート

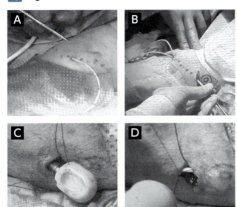

A：U字型皮下トンネル頂点でカテーテルをいったん引き出す。
B：ポート挿入部に皮下トンネルを介してカテーテルを引き出す。
C・D：ポート下端が皮切に当たらないように深い皮下ポケットを作成し，ポートを埋め込む。

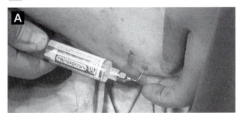
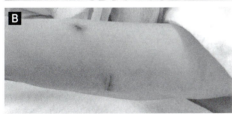
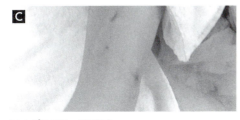

A：ヘパリンロックを行う。
B・C：上腕ポート留置術終了時の状態。

下端が当たらないように十分に深いポケット作成を行う。しかし，大きすぎる皮下ポケットはポートの反転の原因となるので，必要最小限の大きさにするよう心がける。止血は電気メスにて十分行う必要があるが，皮下脂肪剥離の際は小指を使って鈍的剥離を行うとちょうどよい大きさのポケットが作成できる。剥離層が皮膚に近すぎると皮膚壊死を併発し，遅発性のポート露出の原因となるので，皮下脂肪を5mm程度残すつもりで剥離する。

4-6

U字型皮下トンネル部の頂点に2mm程度の切開を置き，トンネラーによる皮下トンネル作成の中間地点とし，カテーテルをポート留置ポケット部位まで誘導する。その時にカテーテルが抜けやすいので，先述したように，穿刺部にてしっかりとカテーテルと周辺組織を固定することが大切である。カテーテルをポートに接続し，ポートを皮下ポケットに埋め込む。基本的にポートの固定は行っていないが，ポケットが大きすぎた場合は，ポートの反転を防ぐ目的で2箇所，3-0または4-0ナイロン糸にてポート固定を行っている。

4-7

創閉鎖は4-0PDS（polydioxanone）吸収糸にて，原則，結節埋没縫合としているが，埋没縫合にこだわるべきではないと考えている。それは，術後早期のポケット内感染を経験したからである。adaptation不良の時は迷わず結節マットレス縫合に切り替え，しっかりと創縫合すべきである。

ヒューバー針にて逆血を確認した後，ヘパリンロック（100単位/mL）を行う。

3. 上腕CVポート留置期間中の管理方法

　　上腕における中心静脈カテーテル挿入は，安全性，患者QOLの点から強く推奨されているが，静脈血栓の発生頻度はCICC（centrally inserted central catheter；中枢挿入式中心静脈カテーテル）挿入症例と比べ，高いとされる[13]。しかし，肺塞栓は稀であり，重篤な症状を引き起こすことはない[13]。上腕ポート留置に伴う血栓症の合併率は2.3～3.5％と報告されている[3, 14]。上腕CVポート留置後早期に，Dダイマーの上昇がみられ，軽度であっても，CVポート留置側上腕の腫脹，疼痛を認めた場合はCV関連VTE（venous thromboembolism；静脈血栓塞栓症）を疑い，MRVなどの検査を積極的に行う必要がある。

　　各種血管カテーテルデバイスとCRBSI（catheter-related blood stream infection；カテーテル関連血流感染症）との関連をreviewした報告によれば，CVポート留置によるCRBSI発症率は3.6％であった[15]。上腕ポート症例のカテーテル感染率は鎖骨下穿刺による前胸部ポートと同様と報告されており[16]，上腕ポートはCRBSIに対しても有利であると言える。その結果に慢心することなくCRBSI予防対策を行う必要があることは言うまでもない。

ポートの管理方法 ● まとめ

①術当日からのポート使用は可能と考えるが，緊急性がなければ術当日の使用はできるだけ行わないようにしている。最短での使用でも術後数日（2～3日）たってからが望ましい。

②ポート穿刺の際は，消毒用エタノールで穿刺予定皮膚の皮脂を除いた後，ポビドンヨードで消毒し，ヒューバー針をポートセプタムに垂直に刺入する。ヒューバー針の翼を絆創膏で固定し，その上にフィルムドレッシング剤を貼付する。皮膚とヒューバー針の間にガーゼを挟むと刺入部の観察が困難となるため，ガーゼは挟んでいない（図）。上腕ポートのセプタムは狭いので毎回同じ場所を穿刺しがちとなるが，できるだけ毎回違う場所を穿刺するように心がける。ヒューバー針は皮膚と密着させず約2mmの隙間があく程度の長さの物を使用する。

③CVポートは安易に抜去，再挿入ができないため，絶対に感染を起こさないとい

う管理が求められる。そのために，どんなに短時間の点滴でも，一体型の輸液ラインを使用している。そもそもCVポートの使用目的は化学療法が主であると思われるが，安易にCVポートから持続点滴を行わないことを心がけるべきである。化学療法施行患者に持続点滴が必要になった場合も，可能な限り末梢血管を使用する。手術などでTPN管理が必要となった場合は，PICC（CICC）を挿入する。やむをえない事情でCVポートから持続点滴を行う場合は，

- ヒューバー針および輸液ラインは週2回交換する
- 輸液ラインは，インラインフィルター，側注用Y字管が組み込まれた一体型を用いる
- なるべく側注は行わない
- 三方活栓を輸液ラインに組み込まない
- ニードレスコネクターは70％エタノールで表面をしっかり消毒して使用する

等を心がけなければならない。

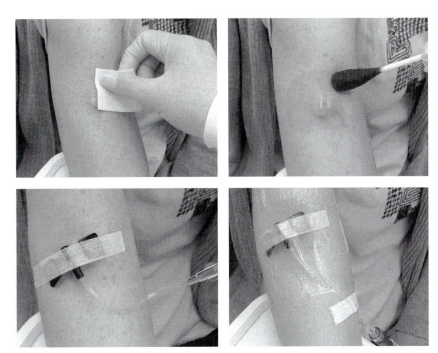

図 ── ヒューバー針刺入後の固定

4. おわりに

　エコーガイド下上腕ポート留置術は手技が簡便かつ安全である。上腕ポートは穿刺の際，医療者側も患者側も非常に楽である。また，留置の際も同様のことが言える。PICC挿入に慣れた施設であれば，いつでも導入可能である。今後，多くの施設で上腕ポートが導入されることを期待している。

文献・参考資料

1) 井上善文：CVポートの使用実態に関する全国アンケート調査結果．Med Nutr PEN Lead. 2017;1(2):146-16.

2) Shiono M, et al:Current situation regarding central venous port implantation procedures and complications: a questionnaire-based survey of 11,693 implantations in Japan. Int J Clin Oncol. 2016;21(6):1172-82.

3) 木許健生，他：エコーガイド下静脈穿刺による上腕ポート留置法の有用性-上腕cutdown法，前胸部cutdown法との比較検討-．Med Nutr PEN Lead. 2018;2(1):49-56.

4) Povoski SP:A prospective analysis of the cephalic vein cutdown approach for chronic indwelling central venous access in 100 consecutive cancer patients. Ann Surg Oncol. 2000;7(7):496-502.

5) 井上善文，他：乳癌患者に対する外来化学療法施行時の上腕ポートの有用性とその管理成績．臨床と研究．2005;82(7):191-5.

6) 井上善文，他：臨床Infuse-A-port：SMIP-10を用いた上腕への完全皮下埋め込み式カテーテル留置と管理のテクニック（上腕ポート）．外科治療．2006;94(1):94-9.

7) 井上善文，他：上腕PICC568本の管理成績-延べ留置日数21,062日間-．消化器の臨床．2015;18(1):107-18.

8) 井上善文：末梢挿入式中心静脈カテーテル-PICCの使用実態に関する全国アンケート調査結果．Med Nutr PEN Lead. 2017;1(2):133-45.

9) Forauer AR, et al:Change in peripherally inserted central catheter tip position with abduction and adduction of the upper extremity. J Vasc Interv Radiol. 2000;11(10):1315-8.

10) 松村博臣，他：上腕部皮下埋め込み型中心静脈リザーバーシステムの術式と成績．京都第二赤十字病医誌．2013;34:28-37.

11) Debourdeau P, et al:International clinical practice guidelines for the treatment and prophylaxis of thrombosis associated with central venous catheters in patients with cancer. J Thromb Haemost. 2013;11(1):71-80.

12) Stonelake PA, et al:The carina as a radiological landmark for central venous catheter tip position. Br J Anaesth. 2006;96(3):335-40.
13) Chopra V, et al:Risk of venous thromboembolism associated with peripherally inserted central catheters: a systematic review and meta-analysis. Lancet. 2013;382(9889):311-25.
14) Mori Y, et al:A retrospective analysis on the utility and complications of upper arm ports in 433 cases at a single institute. Int J Clin Oncol. 2016;21(3):474-82.
15) Maki DG, et al:The risk of bloodstream infection in adults with different intravascular devices: a systematic review of 200 published prospective studies. Mayo Clin Proc. 2006;81(9):1159-71.
16) Shiono M, et al:Upper arm central venous port implantation: a 6-year single institutional retrospective analysis and pictorial essay of procedures for insertion. PLoS One. 2014;9(3):e91335.

3 CVCの管理法

① 体外式カテーテルの管理法
② カテーテル感染とその予防対策・対応
③ CVポートの管理法

3 CVCの管理法

① 体外式カテーテルの管理法

井上善文

　一般的に「カテーテルの管理方法」と言われるが，もちろん，カテーテルだけを管理するのではない．投与する輸液・薬剤，それを投与するために用いる輸液ライン，接続部，三方活栓や接続システム，カテーテル挿入部，など，「中心静脈カテーテル（CVC）」を適正に使用するためのシステム全体を意味している．筆者が危惧するのは，"医師はCVCを挿入するテクニックには興味を示すが，その後の維持期の管理にはあまり興味がない"という現状である．飛行機の操縦は，離陸・着陸時には危険があるので神経を集中しているが，飛んでいる時間はある程度リラックスできる，と言う．カテーテル管理も同じようなものだと考えられているかもしれないが，そうではない．もちろん，カテーテルの挿入は安全に実施できなくてはならない．しかし，挿入方法，挿入経路，固定方法などは，その後の維持期の管理を考慮して選択しなければならない．

　特にカテーテル感染に関しては，維持期の管理がきわめて重要で，留置期間を通して管理方法のどこか一部でもほころぶと，容易に感染が成立する．それまでの無菌的管理が意味のないものになる，という考え方が必要である．強調しておきたいのは，カテーテル感染は医原性疾患であることである．逆に考えると，われわれの努力によって限りなく発生率を"ゼロ"に近づけることができることを意味している．

　鎖骨下穿刺時，内頸静脈穿刺時，PICC挿入時，静脈切開実施時など，挿入時の合併症とその予防対策は各章である程度は述べられているので，ここでは，起こりうる合併症（表1）とその予防を目的としたカテーテル管理方法について解説する．

1. カテーテル挿入時の合併症とその予防対策・対応

　CVCの挿入方法は，理解していても一筋縄ではいかない場合も多いので，起こりうる合併症について理解しておくことは重要である．さまざまな合併症が起こりうる．また，挿入方法や挿入部位によって発生する合併症も異なる．CICCで問題となる気胸，血胸，胸管損傷などはPICCでは発生しない．

表1 — CVC挿入時の合併症

	和文	欧文
①	気胸	pneumothorax
②	随伴動脈穿刺	arterial puncture
③	血胸	hemothorax
④	皮下血腫	subcutaneous hematoma
⑤	空気塞栓	air embolism
⑥	胸管損傷	injury to the thoracic duct
⑦	神経損傷	neurological complication
⑧	カテーテル先端位置異常	malposition, improper catheter tip location
⑨	カテーテル塞栓（カテーテル遺残）	catheter embolism

1）気胸　pneumothorax

鎖骨下穿刺時の最も重要な合併症である。いかに気胸を予防しながら鎖骨下静脈に針を命中させるかが，逆に鎖骨下穿刺を成功させるコツでもある。内頸静脈穿刺，鎖骨上（鎖骨下静脈内頸静脈合流部）穿刺でも気胸は発生しうる。

気胸は，穿刺針で壁側（胸壁側）および臓側胸膜（肺表面の胸膜）を突き刺して肺実質を損傷することにより発生する。肺実質を穿刺したことは，注射器に空気が吸引されることでわかる（図1）。

予防方法（表2）は，穿刺に際して鎖骨の下に針をくぐらせる時，できるだけ胸壁に近い角度で針を進めることである。非常に痩せた症例や高度肥満症例に対しては，鎖骨下穿刺はしない，人工呼吸中の症例に対して鎖骨下穿刺はしない，なども気胸の予防方法である。試験穿刺で鎖骨下静脈に命中しない場合には，絶対に本穿刺はしない。右側の鎖骨下穿刺がうまくいかなかった場合には，絶対に左側の鎖骨下穿刺もしない。これらの方針は絶対に守らなければならない。内頸静脈穿刺の場合は，頸部の低い位置で穿刺しない，短い針で穿刺する，深く刺しすぎない，が予防方法である。

エコーガイド下穿刺法では，エコーで針先を確認しながら実施することにより気胸を予防することができるはずであるが，手技に慣れていない場合に気胸を発生することがある点には注意が必要である。

気胸が発生した場合，無症状のこともあるが，胸痛，咳嗽，呼吸困難を呈することが多い（表3）。特に，穿刺後に咳が出る場合には気胸が発生している可能性が高い。胸部X線写真は立位で撮影すると肺尖部の空気で診断されやすいが，仰臥位で撮影した場合の診断は非常に難しい。胸膜癒着などがある場合にはさらに非定型的な像を呈するために診断は難しいので，胸部CTで診断する。また，カテー

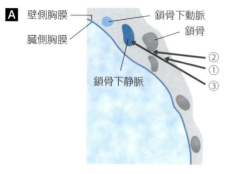
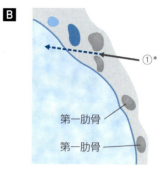

鎖骨下静脈に命中する　　　鎖骨下静脈に命中せず，
穿刺方向　　　　　　　　　気胸を発生する穿刺方向

図1 ── 鎖骨下穿刺の穿刺方向と気胸のリスク

気胸を予防するためには，まず，①で鎖骨に針先を当て，②で少し針先を戻してから針を胸壁から立てるようにして鎖骨下縁をくぐらせ，③で針を胸壁に沿わせるように寝かせて鎖骨の裏をこするような感じで針を進める。最初の穿刺角度のまま（①*）針を進めると，壁側胸膜，臓側胸膜を穿刺し，肺実質を突き刺すことになる。

表2 ── 鎖骨下穿刺時の注意点

1. 穿刺時，できるだけ胸壁に近い角度で針を進める
2. 非常に痩せた症例に対する鎖骨下穿刺は避ける
3. 高度肥満症例に対する鎖骨下穿刺は避ける
4. 人工（陽圧）呼吸中の症例に対する鎖骨下穿刺は避ける
5. 試験穿刺で鎖骨下静脈に命中しなかった場合には，本穿刺は絶対に行わない
6. 右側（左側）の鎖骨下穿刺が不成功に終わった場合，左側（右側）の鎖骨下穿刺は絶対に行わない
7. エコーガイド下鎖骨下穿刺法が推奨されている

テル挿入直後には気胸が確認できなくても数時間〜数十時間後に現れることがあるので，臨床症状に注意し，これらの症状を訴える場合には再度胸部X線撮影を行う。2〜3日後に胸部X線写真で発見されることもある。緊急手術に際して病棟で鎖骨下穿刺を行ってから手術室へ入って麻酔を開始した場合，試験穿刺で肺を穿刺していた場合には麻酔中の陽圧呼吸によって緊張性気胸となって発生することがある。呼吸障害，循環抑制が生じ，ショック状態となる危険性がある。

気胸発生後の胸腔ドレナージは，症状がほとんどなく，肺が胸壁より1〜2cm程度縮小している程度であれば，慎重に観察しながら安静等の保存的治療で様子をみることもある。試験穿刺での肺実質の穿刺は，経過観察だけで十分な場合がある。有症状で虚脱肺が鎖骨上縁よりも下になっていれば胸腔ドレナージを行うべきである。持続吸引を行うが，3〜4日で胸腔ドレーンは抜去できることが多い。

表3 ── 気胸の診断

臨床症状	・胸痛 ・咳嗽 ・呼吸困難
理学的所見	患側呼吸音の減弱
胸部X線写真	・肺末梢部の透過性亢進と肺血管構造の欠如 ・虚脱肺部の透過性減少 ・胸膜腔内の空気と肺実質内の空気との境界部の臓側胸膜が肺門部を中心とする円弧状線状陰影としてみられる ・臥位での気胸の診断は注意が必要である ・緊張性気胸の場合は縦隔が対側へシフトする

2) 随伴動脈穿刺　arterial puncture

　穿刺時に，目的とする静脈に随伴する動脈〔内頸静脈穿刺では総頸動脈（図2），大腿静脈穿刺では大腿動脈，鎖骨下穿刺では鎖骨下動脈〕を誤穿刺することにより発生する。上腕静脈を穿刺するPICC法では上腕動脈を穿刺する危険がある。随伴動脈を誤穿刺した場合には，穿刺針を抜去して5分間以上圧迫止血することで対応できることがほとんどである。圧迫が不十分，鎖骨下動脈などの圧迫止血できない部位の穿刺，凝固障害がある，などの場合は大きな血腫が形成される可能性がある。頸部の大きな血腫形成では気道閉塞を生じることがあり，緊急の気道確保や外科的処置が必要となることもある。止血機能に異常がある場合には血胸に進展することがあり，対応の仕方によっては生命にかかわる合併症に発展する。

　穿刺針で動脈を穿刺したことは，注射器の中に鮮紅色の血液が，拍動を伴って逆流してくることで容易にわかる。本穿刺では注射器に拍動を感じるので判断は容易であるが，細い針では血液の色だけで判断できないことがある。静脈と動脈の判別が難しい時（特に，貧血患者，低血圧患者，一酸化炭素中毒患者）には血液ガス分析を行うべきである。

　随伴動脈穿刺を避けるコツは，内頸静脈穿刺（図3）や大腿静脈穿刺の場合には動脈の拍動を確認してそれを避けて穿刺することである。鎖骨上穿刺の場合には深く挿入しないことが重要で，穿刺点は通常用いられている1.25インチの針で楽に届く位置にあるはずである。高度の肥満症例でない限り，2〜3cm以内の距離に目標とする動脈は存在する。鎖骨下穿刺時に用いるカテラン針を用いてはならない。確実に随伴動脈穿刺を避けるためには，エコーガイド下穿刺を実施すべきで，静脈と動脈の位置関係を把握しながら穿刺することにより，動脈穿刺を避けることができる。

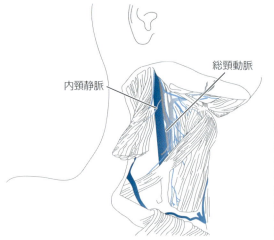

図2 ── 内頸静脈穿刺に際して注意すべき随伴動脈

内頸静脈穿刺の際の随伴動脈は，総頸動脈である。総頸動脈の誤穿刺は，動脈の拍動を確認しながら穿刺すれば避けうるが，拍動が弱い場合など，頸部の伸展や顔を穿刺反対側へ向けるなど，中途半端な体位で実施すると，誤穿刺が発生する可能性がある。

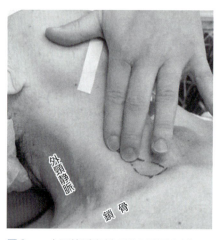
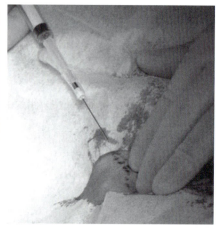

図3 ── 内頸静脈穿刺の際の動脈穿刺

総頸動脈の拍動を触知しながら静脈穿刺を行う。あらかじめ動脈の走行を確認して穿刺方向を決定し，実際の穿刺に際しては総頸動脈の拍動を触知しながら，これを避けるように静脈穿刺を行っている。エコーガイド下穿刺が推奨されるが，少なくともエコーで内頸静脈，総頸静脈の走行を確認しておくべきである。

3）血胸　hemothorax

　鎖骨下穿刺において，鎖骨下動脈と同時に壁側胸膜も損傷することにより胸腔内へ出血して生じる。高度に止血機能が低下している場合には鎖骨下静脈を穿刺した場合にも発生しうる。内頸静脈穿刺，鎖骨上穿刺でも起こりうる。Seldinger法でもガイドワイヤやイントロデューサの使用方法を誤ると血胸に至ることがある。

　血胸は臨床症状と胸部X線写真，胸部CTで診断される。大量出血では，呼吸不全やショック状態に至ることがあり，胸腔ドレナージをはじめ，輸液，輸血などを含めた厳重な全身管理が必要となる。血管に大きな損傷を生じている場合には外科

的処置が必要となる場合もある。対応が遅れないようにすることが重要である。

予防方法は，出血傾向のある症例には内頸静脈穿刺や鎖骨下穿刺をしないことである。穿刺操作に関しては，繰り返しの穿刺を避ける，乱暴な操作をしない，ガイドワイヤやイントロデューサを深く挿入しない，などが重要である。

4）皮下血腫　subcutaneous hematoma

動脈を誤穿刺した場合のほか，静脈穿刺でもカテーテルを挿入できなかった場合，十分な圧迫止血をしておかないと皮下血腫を形成することがある。特に，動脈を誤穿刺した場合には十分な圧迫止血を行うことが重要である。出血傾向がある場合には十分な圧迫止血をしても皮下血腫ができることが多い。通常は，そのまま経過を観察していると自然に消褪するが，1～2日程度圧迫することが推奨される。二次感染に対する注意も必要である。

5）空気塞栓　air embolism

本穿刺に用いた穿刺針の内針を抜いた時や，カテーテルを外套内に挿入する時に胸腔内の陰圧で空気が吸い込まれて発生する。穿刺針の内針を抜いて外套内にカテーテルを挿入する間は患者に息こらえ（Valsalva法）をしてもらうが，操作をすばやく行わないと，患者が息をこらえるのがつらくなって息を吸い込むことがある。胸腔内が陰圧になるので外套の挿入口を指でふさいでおくことは基本的操作である（図4）。

吸い込んだ空気が少量であれば無症状で経過するが，多量の空気が吸い込まれると右心室の肺動脈流出路を閉塞して，ショック，呼吸不全になるおそれがある。直ちに左側臥位にして頭側を下げ，カテーテルを右心室まで進めて空気の吸引を試みる。効果がなければ，手術により直視下に右心室を穿刺して空気の除去を図る。このように教科書には記載されている。

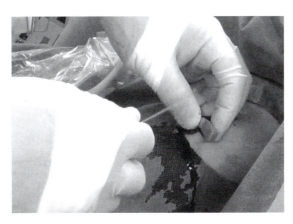

図4 ── カテーテル挿入時の空気塞栓予防対策
カテーテルを挿入する際，外套の挿入口を指でふさぎ，血液の流出，空気の吸入を防ぐ。

空気塞栓は致死的合併症である．予防が大切で，空気塞栓という合併症について知っておくことが最も重要である．

6）胸管損傷　injury to the thoracic duct

非常に稀であるが，肝硬変などで胸管が拡張している場合に起こる可能性がある．特に，左側鎖骨上穿刺では胸管の鎖骨下静脈への合流部に近い部位を穿刺することになるので，その危険がある．胸管を損傷した場合，時間が経ってから頸部の腫脹，穿刺部位から乳白色液の漏出やドレッシングが濡れる，などの症状で発見されることが多い．通常はCVCを抜去して圧迫するだけで自然に消褪すると言われている．乳糜胸（chylothorax）に進展した場合でも，胸腔ドレナージ下の保存的治療によりほとんど治癒する．

7）神経損傷　neurological complication

鎖骨下穿刺では，穿刺の方向によっては，上腕神経叢，横隔神経，反回神経を損傷する可能性があることが報告されているが，きわめて稀な合併症である．症状は，上腕の疼痛，穿刺側横隔膜麻痺，嗄声などで，直接神経を損傷していなくても，血腫などによる圧迫症状として出現することもある．ほとんどの場合，自然治癒すると言われている．対策としては，適切な穿刺方向を確認しながら静脈穿刺を実施することであるが，むやみやたらにさまざまな位置や角度で穿刺したり，深く穿刺しすぎたりしなければ，神経損傷は起こらないと考えておいてよいはずである．

上腕PICCでは，特に上腕静脈を穿刺する場合には正中神経損傷に注意しなければならない．また，肘PICCの場合には，採血時と同様，尺側正中皮静脈を穿刺する場合には，前腕内側皮神経や正中神経を損傷することによって発生する複合性局所疼痛症候群（complex regional pain syndrome：CRPS）に注意しなければならない[1]．

8）カテーテル先端位置異常　malposition，improper catheter tip location

合併症と呼ぶべきではないかもしれないが，CVC挿入時の問題点としては最も高頻度である（図5）．特に，鎖骨下穿刺時の内頸静脈への誤挿入は5％以上の頻度で発生している．PICCでは10％以上との報告がある[2]．　内頸静脈穿刺ではmalpositionの頻度は低い．外頸静脈からの挿入では，先端が鎖骨下静脈の末梢側へと向かうことがある．X線透視下で挿入する方法が最も確実にmalpositionを防ぐ方法である．

malpositionとなったカテーテルは，抜去する以外の対処法はない．ガイドワ

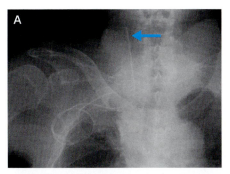
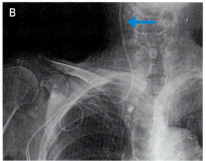
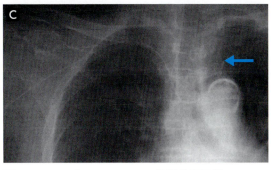
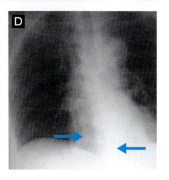

図5── さまざまなカテーテル先端位置異常
A・B：鎖骨下穿刺時。上腕PICC時にも内頸静脈への誤挿入が多い。
C：反対側腕頭静脈にカテーテル先端が位置している。
D：右心室にカテーテル先端が位置している。

イヤを用いて入れ換えるという対処法はあるが，汚染させないよう，格別の注意を払う必要がある。鎖骨下穿刺で内頸静脈へmalpositionとなった場合，シリコーン製カテーテルでは，少し抜浅しておくとカテーテル先端が上大静脈へ戻る可能性はある。

　カテーテルの先端位置が適正でなくても，血管刺激性の弱い輸液・薬剤を投与するという対応は可能である。しかし，高張液を投与するとextravasation of fluidsを生じる可能性がある。また，先端が右心房，右心室まで挿入されると不整脈を生じることがある。

9）カテーテル塞栓（カテーテル遺残）　catheter embolism

　挿入時，誤ってカテーテルが切断されて心臓や大血管内に遺残することを意味する。金属針による穿刺時，カテーテルを引き戻す操作をすると，起こる危険がある。シリコーン製カテーテルを，金属針によるdirect puncture法で挿入していた頃に発生していた。最近はこの方法はほとんど行われていないが，このようなリスクがあることは知識として持っておくべきである。

2. カテーテル留置期間中の合併症とその予防対策・対応

　中心静脈カテーテル（CVC）を適正位置に，合併症を発生せずに留置できても，留置期間中にさまざまな合併症が発生する可能性がある。長年にわたってCVCを留置することができる管理技術は，現在ではほぼ確立されている。重要なのは，その管理技術についての知識を習得することであり，留置期間中に発生する合併症について熟知しておくことである（表4）。それにより，適切な予防対策を講じることができるようになる。CVC留置期間中の合併症の代表はカテーテル関連血流感染症（CRBSI）であるが，これは別章で述べる（☞p123）。

1）留置カテーテルに関連した血栓形成

　カテーテルに関連した血栓は，カテーテル周囲血栓（fibrin sheath；フィブリン鞘）と壁在血栓（mural thrombus）に大別される。

──1．血栓形成の要因

　現在用いられているカテーテルの材質はポリウレタンとシリコーンで，抗血栓性に優れた材質である。しかし，これらにもフィブリン鞘は形成されている。血栓形成に関する患者側の因子としては，①凝固能が亢進した状態では血栓ができやすい，②血流量が少なく，血流速度が遅いほど血栓ができやすい，③カテーテルの静脈内走行距離が長いほど血栓はできやすい，などが指摘されている。下大静脈経路は血管内走行距離が長く，上大静脈に比して血流が緩徐であるため，血栓形成に関しては不利な立場にある。

──2．血栓症の診断と治療

①静脈の閉塞

　壁在血栓が大きくなったり，カテーテル周囲血栓と癒合したりすると，上大静脈などの太い静脈が閉塞することがある。太い静脈が閉塞しても，側副血行路が

表4 ── カテーテル留置期間中の合併症

- 血栓形成（静脈閉塞，カテーテル周囲血栓，壁在血栓）
- カテーテル先端位置異常
- extravasation of fluids
- 血管壁穿孔（胸腔内輸液，縦隔内輸液，心タンポナーデ）
- 不整脈
- 空気塞栓
- カテーテル遺残，カテーテル塞栓
- 事故抜去
- カテーテル破損
- カテーテル閉塞
- カテーテル関連血流感染症

形成されるため，臨床症状を呈することは少ないが，急速に形成された場合には静脈閉塞による臨床症状（閉塞部より末梢の腫張，緊迫感，鈍痛，チアノーゼ，側副血行路としての静脈の怒張）を呈する。血栓性静脈炎では，発熱，発赤，疼痛が出現する。上大静脈の閉塞では上大静脈症候群（胸部・頸部・両上肢の静脈怒張，チアノーゼ）を呈し，鎖骨下静脈の閉塞では患側の肩・上腕の腫脹が出現する。

②カテーテル周囲血栓

多くの場合，先端がフィブリン鞘で覆われ，弁として作用する状態となるので，輸液の注入は可能であるが，逆血が不能という症状が問題となる。

③カテーテル関連血流感染症

CVC周囲に形成された血栓に細菌が付着すると，ここから持続的に細菌の発熱物質が放出される。CVC以外の部位に感染巣がある場合に，流血中の細菌がCVC周囲の血栓に付着して感染巣を形成し，カテーテル関連血流感染症を発生すると考えられている（二次性カテーテル敗血症）。

④予防対策

抗血栓性の高いカテーテルを用いることであるが，現在入手可能なカテーテルでは，完全に血栓形成を予防することは不可能であると考えておくべきである[3]。予防的なヘパリンやワルファリンの投与は，血栓形成の面からは効果がある可能性はあるが，明確に証明されているのではない。また，CVCを先端の位置が適正でない状態で管理すると，その部位に静脈炎を発生してカテーテルが閉塞することもあるので，カテーテル先端は常に適正な位置に置くよう心がけることも重要である。

⑤血栓症に対する治療

原則は，留置されているCVCの抜去である。ウロキナーゼ，組織プラスミノーゲンアクティベータなどの血栓溶解剤を用いる場合もあるが，CVCに関連して形成された血栓は溶解できないと考えておくべきである。もし溶解できても，血栓が遊離して肺塞栓症をきたす可能性もある。注意すべき点は血栓への感染で，CVCの抜去に際しては，カテーテルからの逆流血およびカテーテル先端の培養を行い，もし陽性であれば抗菌薬の投与も考慮すべきである。

2）カテーテル先端位置異常　malposition

CVC，特に柔らかいシリコーン製の場合には，留置時には適正位置にあっても，先端位置が移動することがある。咳嗽などにより急激に胸腔内圧が上昇することにより，CVC先端が内頸静脈や反対側の鎖骨下静脈などへ移動することがある[4]。固定糸が外れてカテーテルが抜浅したり，また，小児では成長に伴って先端が移動することもある。ほとんどの場合，extravasation of fluidsの症状である頸部

および肩の疼痛・腫脹で気づかれる。定期的に胸部X線写真を撮影して先端位置を確認しておく必要がある。

3) extravasation of fluids

CVC先端位置異常に伴う病態で，CVC先端が血管壁に接している状態で高張液を投与した場合，輸液成分が血管外に漏出することを言う（図6）。血管壁穿孔とは異なる病態である。内頸静脈や鎖骨下静脈内にカテーテル先端が位置している場合には，頸部や鎖骨周囲の発赤・腫脹が出現する。胸腔内に胸水が貯留することもある[5]。対策は，輸液の糖濃度を下げて様子をみる場合もあるが，診断が確定した場合にはカテーテルは抜去する。硬いカテーテルを用いた場合に起こりやすいので，柔らかい材質のものを用い，定期的な胸部X線撮影によりカテーテル先端位置を確認する，などにより予防することができる。

4) 静脈壁穿孔（胸腔内・縦隔内輸液，静脈壁・心房壁穿孔）

カテーテル先端位置異常に伴う問題で，硬いカテーテルを用いた場合，挿入時[6]，および留置期間中にカテーテル先端による持続的圧迫のために静脈壁が穿孔することがある[7]。血管外に直接輸液を注入することになる。心房壁に穿孔を生じた場合には，心タンポナーデとなる。上大静脈の適正位置にカテーテル先端が位置している場合には生じないが，ポリウレタン製のダブル／トリプルルーメンのように硬いカテーテルが外頸静脈や尺側皮静脈などから挿入されている場合，首の捻転・上腕の外転により先端が動き，穿孔することがある。胸部X線写真，貯留液の吸引（血液の確認，糖濃度のチェック）などにより診断する。穿孔が確認された場合には，直ちにカテーテルを抜去し，全身状態を厳重に観察しながら経過をみる。ほとんどの場合，穿孔部は特別の処理をしなくても閉鎖するが，貯留液が大量の

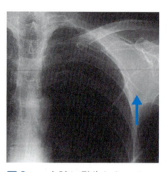 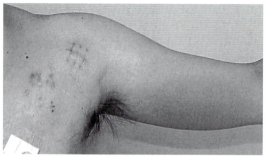

図6 ── 上腕に発生したextravasation of fluids（☞カラー口絵参照）
長期留置となるためにBROVIAC® catheterを挿入したが，左腕頭静脈が閉塞しており，やむなく腋窩静脈（先端を矢印で示す）にカテーテル先端を留置した。ピーエヌツイン®-2号を投与していたところextravasation of fluidsが発生し，上腕の発赤，腫脹が認められた。

場合には穿刺排液（胸腔ドレナージ）が必要となる。

胸部X線写真で先端位置を確認しておくことが重要で，血管壁を圧迫しているように見えたら，カテーテルを抜浅しておく。また，CVC挿入時に先端の位置および走行をチェックすることも重要である。

5）不整脈

カテーテルが深く入りすぎて右心房あるいは右心室を刺激して不整脈が発生することがある。適正位置へカテーテル先端を矯正することにより，ほとんどの場合は消失する。また，Seldinger法でCVCを挿入する場合，ガイドワイヤで心臓壁を刺激して不整脈が発生することもある。突然心室性不整脈が発生することもある。

6）空気塞栓

CVC留置期間中の空気塞栓はトラブルによるものである。輸液ラインがはずれた場合などに空気が血管内に入る危険性がある。アラームのないポンプでフィルターを用いずに輸液を投与している時，輸液がなくなったのに気づかずに放置しておくと，ポンプで空気を注入することになる。また，輸液ラインの交換時，輸液ラインやカテーテルが破損した場合，胸腔内の陰圧のために空気が吸い込まれる可能性もある。

カテーテルを抜去する際，カテーテルの通り道が一時的に瘻孔となっていることがあり，胸腔内が陰圧となれば空気を血管内に吸い込むおそれがある。こういう合併症が起こることを認識し，カテーテルは仰臥位で抜去する，抜去直後には座位にしない，十分に圧迫する，などの対応が必要である。

7）カテーテル遺残，カテーテル塞栓

CVC抜去時，固定糸を切る際に誤ってカテーテルを切断したり，カテーテルがちぎれたりすることによって発生する（図7）。硬いカテーテルがねじれて自然に切断したことも報告されている。また，シリコーン製の長期留置用カテーテルであるBROVIAC® catheterやHICKMAN® catheter，完全皮下埋め込み式カテーテルを鎖骨下穿刺法で挿入した場合，カテーテルが鎖骨と第一肋骨の間で圧挫されることにより自然断裂をきたすことがある[8]。これはcatheter fractureと表現されている。予防対策としては，立位での胸部X線撮影でpinch-off signがみられた場合にはカテーテルを別の部位から入れ換えることを考慮することである[9]。完全に断裂したらカテーテル塞栓となる。

遺残カテーテルは早期摘出が原則である。X線透視下に，大腿静脈から

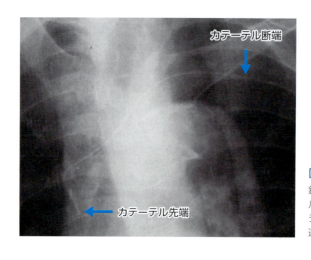

図7 ── カテーテル塞栓
鎖骨下穿刺で挿入したカテーテル。穿刺部近くで切れて，カテーテル塞栓となっている。IVRにて遺残カテーテルは摘出した。

catching wireを用いて摘出する。放置した場合には，敗血症，細菌性心内膜炎，塞栓症などの重大な合併症に進展する可能性がある。

8) 事故抜去（ACR）

事故抜去（accidental removal of catheter：ACR）はさまざまな要因で起こりうる。患者が自分で抜去した場合，自己抜去と記載することがあるが，これも含めて"事故抜去"と表現すべきである[10]。輸液ラインを無理に引っ張ったり，輸液ラインが身体に巻きついたりしてCVCが抜けることがある。CVCの全長が抜けた場合には大きな問題は起こらないが，途中で切れた場合にはカテーテル塞栓となる。抜去したCVCの長さ，先端の形状，胸部X線写真でのチェックが必要である。

9) カテーテル破損

カテーテル自体の破損，ハブのひびわれなどが生じ，輸液漏れが起こることがある。修理不能なら抜去するしかない。Seldinger法を応用可能な場合には，ガイドワイヤを用いてCVCを入れ換えることができる。長期留置用のBROVIAC® catheterおよびHICMAN® catheterの場合には，リペアキットを用いて修理することができる（図8）。シリコーン製カテーテルは，鋭利な刃物（針，メス，ハサミなど）に弱いので，取り扱いには特に注意が必要である。

10) カテーテル閉塞

輸液ルートのdisconnectionなどのトラブルでカテーテル内に血液が逆流して凝固することによってCVCが閉塞する場合が多い。閉塞からあまり時間が経過していなければ，生理食塩液でCVCをフラッシュすれば再開通させることができる。

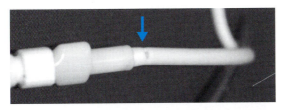

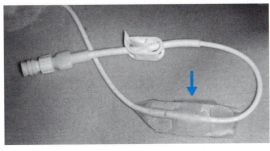

図8 ── BROVIAC® catheterの破損と修復

破損した部位で切断し，リペアキットを用いて修復し，以後1年以上使用した。

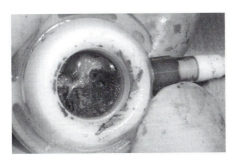
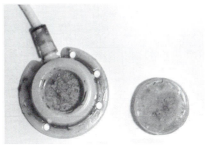

図9 ── CVポートの閉塞

CVポートの閉塞の原因として，血液の逆流に関連したもの，脂肪乳剤の投与に関連したものがある。

少し時間がたっていれば注射器で圧をかけて生理食塩液を注入すれば再開通することがあるが，高い圧がカテーテル壁にかかるため，注意深く行うべきである。

長期管理では脂肪乳剤，ヘパリン，電解質などに関連した閉塞が起こることがある。在宅中心静脈栄養法(HPN)症例のカテーテルトラブルとして，この閉塞は重要である(図9)。また，エフオーワイ®(ガベキサート)，ファンギゾン®(アムホテリシン)，ソルダクトン®(カンレノ酸カリウム)の投与を行ったり，輸血や採血を行う場合にも閉塞しやすいことも知っておかなければならない。

再開通させるための操作により，感染を引き起こす危険があることには注意が必要である。

文献

1) 加藤　実：静脈穿刺後の神経障害性痛・CRPSの現状と対応策．ペインクリニック．2012；33(8)：1080-8．

2) 西尾梨沙，他：末梢穿刺中心静脈カテーテルの有用性についての再評価．日臨外会誌．2008；69(1)：1-6．

3) 八木啓一，他：中心静脈カテーテル留置に合併する血栓形成の検討．日外会誌．1988；89(12)：1943-9．

4) Jacobs WR, et al：Coughing and central venous catheter dislodgement. JPEN J Parenter Enteral Nutr. 1991；15(4)：491-3.

5) 小林正径，他：中心静脈カテーテルによる両側胸水貯留症例—IVHによる遅発性合併症—．耳鼻臨床．2002；95(3)：301-4．

6) 山下弘幸，他：中心静脈カテーテルによる上大静脈穿孔の1例—報告例の集計と文献的考察—．ICUとCCU．1987；11(4)：361-5．

7) 岡澤佑樹，他：麻酔導入時の薬剤投与を契機に指摘し得た末梢挿入型中心静脈カテーテルの血管穿孔．日臨麻会誌．2017；37(2)：172-5．

8) 井上善文，他：完全皮下埋め込み式カテーテルの自然部分断裂をきたした1例．外科と代謝・栄養．1989；23(5)：303-9．

9) 大澤日出樹，他：鎖骨下静脈穿刺法により挿入する中心静脈カテーテルにおけるピンチオフ症候群．Med Nutr PEN Lead. 2018；2(1)：19-26.

10) 井上善文：患者自身が経鼻胃管を抜去した場合は，自己抜去？事故抜去？どちらの表現も適切ではないのでは？．Med Nutr PEN Lead. 2017；1(2)：206-7.

3 CVCの管理法
② カテーテル感染とその予防対策・対応

井上善文

1. カテーテル感染の予防と対応

　CVCの管理中、抜去を余儀なくされる最も重要な要因はカテーテル感染[catheter-related bloodstream infection（CRBSI）；カテーテル関連血流感染症]である。感染してもCVCを抜去すればよい、という安易な考え方で管理される傾向があるが、この考え方で適切に対応できるはずがない。さまざまな重篤な病態を併発するおそれがあることを知っておく必要がある。CVCの管理においては、カテーテル感染を予防するためにはどうすればよいのか、の理解が最重要項目である。

1）TPNの適応

　カテーテル感染を発生させないようにするための最良の方法は、CVCを挿入しないことである。CRBSI予防対策として重要なことは、CVC挿入およびTPNの適応を厳格にすることである。適応外と考えられる症例に対してTPNを行えば、それに伴ってCRBSI発生リスクが高まることになるのは間違いない。"栄養療法が必要な場合は可能な限り経腸栄養を選択する""静脈栄養は経腸栄養または経口摂取が不可能または不十分な場合に用いる"ことがCRBSIの有効な予防対策である。

　しかし、現在、この傾向が進みすぎて、「栄養療法の選択においては経腸栄養を選択しなければならない。経腸栄養で管理しなければならない。経腸栄養で管理できなくてTPNを実施せざるをえなくなったら負け」といった傾向が出現している。さらに、TPNを回避する主な理由が「TPNを実施するとCRBSIが発生する」と単純に考えられていることであることも問題である。そのような施設でCRBSI予防対策が徹底的に実施されているかというと、そうではないということも問題であろう。

　逆の見方をすれば、CRBSI予防対策が完璧に実施されていれば、より積極的にTPNを実施することができ、より有効な栄養管理を実施することができる、ということになる。TPNを安全に実施できるような体制をとることによりレベルアップした栄養管理が実施できるようになる、という考え方もある。

2）感染予防の観点からの中心静脈カテーテルの選択基準

1. 材　質

　　現在のCVCの材質はシリコーンまたはポリウレタンであり，抗血栓性に優れた材質である．かつて，テフロン製，ポリ塩化ビニル製カテーテルが用いられたことがあるが，これらに比べると，抗血栓性においても優れている．シリコーン，ポリウレタンともに抗血栓性，柔軟性など，適正に使用すれば大きな問題は起こらないレベルである．しかし，ポリウレタン製のマルチルーメンカテーテル（MLC）では，上大静脈を圧迫するような形で留置されれば，損傷するリスクを完全に否定できないと考えている．特に，PICCとして用いる場合には，上腕の外転によってカテーテル先端位置が数cmは動くので，注意しておくべきである．また，鎖骨下穿刺に伴うピンチオフによるカテーテル断裂は，シリコーン製カテーテルでの発生がほとんどであることも認識しておくべきであろう．感染のリスクに関しては，両者で明確に差があるという報告はない．

2. カテーテルの内腔数

　　シングルルーメンカテーテル（SLC）のほうがダブルルーメンカテーテル（DLC）やトリプルルーメンカテーテル（TLC）よりも感染リスクが高くなると考えて管理するべきである．接続部の数が増えるためである．必要になる可能性があるとしてMLCを選択するべきではない．必要最小限の内腔数のカテーテルを選択するべきである（図1）．

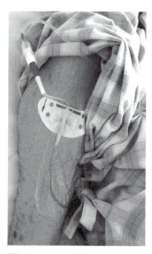 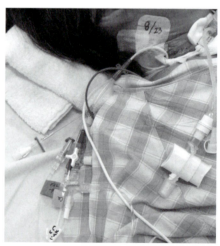

図1 ── シングルルーメンとマルチルーメンカテーテル
接続部の数が多くなればなるほど，カテーテル感染のリスクが高くなることを理解した管理を実施するべきである．病態としての治療上，多種類の輸液・薬剤を投与する必要がある場合にMLCを使用する必要があるが，このような考え方で管理する必要がある．ただし，「必要になるかもしれないから」という理由でのMLCの使用は避けるべきである．

―― 3．使用予定期間

　　どの程度の期間を長期とするか，判断に迷うところである。ポリウレタン製SLCでもMLCでも，管理方法によっては数か月単位での留置が可能である。PICCも同様で，半年以上の留置が可能である。一応の留置期間に関する目安は，3か月と一般的には考えられている。BROVIAC® catheter[1]，HICKMAN® catheter[2]は長期留置を目的として開発されたCVCであり，CVポートも同様である[3]。単に期間だけの問題ではなく，在宅へ移行する，などの条件も考慮してCVCを選択すればよい。感染予防の観点からも，長期になる場合には長期留置用カテーテルを選択するべきである。

3）CVC挿入部位と挿入手技の選択

　　カテーテル挿入部位は感染リスク，挿入時の安全性，術者の好み（慣れ，得意度），患者の状態，などによって決める。これまでは「感染予防を考えた場合には鎖骨下穿刺を第一選択とするべきであるが，挿入時の合併症発生率が高いので注意する」であったが，エコーガイド下穿刺法，上腕PICCの普及とともに，推奨内容が少し違ってきている。ここでは，筆者が考える選択基準について述べる。基本的に，大腿静脈穿刺で挿入する場合以外は，感染率を決定するのは輸液ラインの管理で，これを適切に管理することが最も重要と考えている。

―― 1．安定した状態でTPNを実施する場合

　　上腕PICC法を第一選択としている。挿入時の安全性は最も高いし，患者の恐怖心を軽減できることも大きな利点である。管理方法を適切に実施すれば，感染率は鎖骨下穿刺での挿入とほぼ同等である。上腕PICC法が実施できない場合は，鎖骨下穿刺を第一選択とするべきである。

―― 2．重症症例に対して多種類の輸液・薬剤を投与する場合

　　穿刺時の安全性が選択の第一条件となる。上腕PICC法でMLCを挿入するという選択肢はあるが，筆者は，この方法は好まない。エコーガイド下内頸静脈穿刺を選択することとしている。

―― 3．長期間のTPN症例（在宅静脈栄養症例）

　　長期留置用カテーテルである，BROVIAC® catheter，HICKMAN® catheterか，CVポートを選択する。前胸部でカテーテルを挿入する場合の挿入経路は，橈側皮静脈切開を第一選択としていて，これが細い場合は外頸静脈切開を選択している。静脈切開法と静脈穿刺法の間には留置期間中の感染率に差はない。女性にCVポートを留置する場合には，エコーガイド下穿刺による上腕ポート留置法を第一選択としている。

4) カテーテルの入れ換え

　　緊急的に，さまざまな準備ができずに挿入した場合以外は，カテーテルは入れ換えない方針で管理している。緊急で，無菌的操作が実施できない状況で挿入されたカテーテルは，病態が安定し次第，無菌的操作で入れ換えるべきである。48時間を目安としている。定期的なカテーテルの入れ換えは実施していない。

　　ただし，短期用カテーテルを留置して，長期になる場合には入れ換えることもある。CICCの場合は1か月，PICCでは3か月を目安にしている。

　　CVポートでは，セプタムの穿刺耐久回数を考慮して，4～5年で入れ換えることにしている。

5) カテーテル挿入時の抗菌薬の予防投与

　　短期間の留置を目的としたCVC挿入時には，抗菌薬の予防的投与は行わない。免疫能低下，化学療法施行中におけるCVC挿入時の予防的抗菌薬投与のCRBSI感染予防効果を否定するものではないが，一般的に用いられている短期用CVC挿入時には予防的抗菌薬投与は行っていない。CVポートの場合にはカテーテルを挿入するだけでなく，ポートを留置するための皮下ポケットの作成が必要であるため，CVポートの留置術は手術であると考えて術前に抗菌薬を予防的に投与することにしている。

6) カテーテル挿入時，維持期の皮膚消毒薬

　　米国CDC(centers for disease control and prevention)のガイドラインではクロルヘキシジンアルコールが推奨されている。しかし，筆者は，ポビドンヨード，クロルヘキシジンアルコールのどちらでもよいと考えている。正しい使用方法を実践すればよい。クロルヘキシジンアルコールに関しては，日本人にクロルヘキシジンによるアナフィラキシーショックのリスクを有する患者がいること，透明液なので消毒範囲が明瞭ではないこと，などを配慮する必要がある。2015年に発売されたオラネジンは，2018年に橙色に着色した製剤が開発され，塗布範囲を明確にできるようになっており，選択肢の1つとして今後普及すると予想される。現在，最も広く使われているポビドンヨードについては，2分間以上皮膚と接触させる，可能であれば乾燥させる，などの注意を払いながら使用するべきである。なお，ポビドンヨードが乾燥する前にハイポアルコールで脱色する方法は，ポビドンヨードの残存消毒効果を減弱させるので実施してはいけない。

7) カテーテル挿入時の高度バリアプレコーション

　　CVC挿入時には高度バリアプレコーション(滅菌手袋，長い袖の滅菌ガウン，

マスク，帽子と広い滅菌覆布）を行うことは，当然のこととなってきている。Raad[4]らがCVC挿入時の高度バリアプレコーションが，標準的バリアプレコーション（滅菌手袋と小さな覆布）よりCRBSI発生率が有意に低かったことを報告して以来，CRBSI予防対策の第一歩は無菌的なCVC挿入であることの意識づけとしての意義も重要と考えられて普及している（図2）。滅菌覆布は，「全身を覆うことができる程度の広さ」を目安とすればよい。最近，一人で着ることができる滅菌ガウン（セルフガウン®）が開発されて使用されている。

8）CVC挿入部のドレッシング管理方法

ドレッシングはCVCの皮膚挿入部を密封することによって消毒した状態を保つ目的で用いられるが，大きくフィルム型とパッド型に分けることができる。当初，パッド型ドレッシングが用いられていたが，フィルム型ドレッシングが開発され，CVC挿入部の観察が容易で，交換間隔を長くすることができ，ケア量を減らすことができる，防水性なのでシャワー等も可能である，という点から多用されるようになった（図3）。しかし，どちらが感染予防上，より有効であるのかに関しては，結論は出ていない。フィルム型かパッド型か，どちらかを特に推奨する必要がないので，使いやすさと費用を考慮して選択すればよい。考慮すべき状況としては，フィルム型ドレッシングはCVC挿入部の観察が容易ではあるが，血液や汗を吸い取る力が弱い点にある。CVC挿入部から血液が染み出している場合や多汗症の症例に対してはフィルム型ドレッシングの使用は可能であれば避ける[5]。

ドレッシングの交換頻度に関しては，使用するドレッシングの種類，費用，ケア量，および感染率から検討が加えられているが，ガーゼを用いる場合以外は，週1回の交換頻度で実施している。ドレッシング交換は，曜日を決めて週1回，定期的に行う，という方法を推奨する。可能であれば，その病棟のCVC挿入症例に

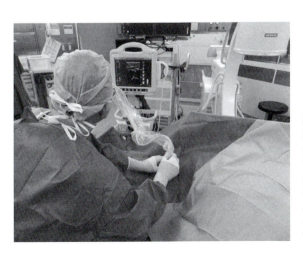

図2 ── CVC挿入時の高度バリアプレコーション
PICC挿入時の様子である。帽子，マスク，滅菌ガウン，全身を覆うような広い覆布を用いた高度バリアプレコーションが，カテーテル感染予防のための第一歩である。本例では，手術室でX線透視下に実施している。

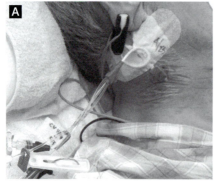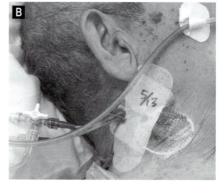
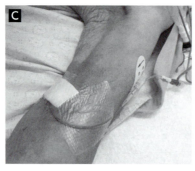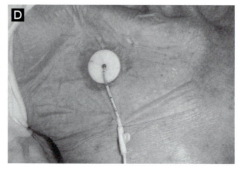

図3 — CVC挿入時のドレッシング管理

A・B：内頸静脈穿刺で挿入した場合のドレッシング。フィルム型を用いている。剥がれやすい部位であるが，非常にきれいに貼付している。
C：上腕PICC法のドレッシング。穿刺当日で，出血する可能性があるので小さなガーゼを貼付している。
D：鎖骨下穿刺で挿入した場合のドレッシング。フィルム型ドレッシングを用いているが，バイオパッチを貼付している。

対して一斉に実施する方法を推奨している。ただし，ドレッシングの状態は毎日観察し，剥がれかけたり汚れたりしている場合には適宜交換する。

　フィルム型ドレッシングの利点はCVC挿入部の観察が容易であることである。フィルム型ドレッシングの場合は視診でも観察できるが(図4)，パッド型ドレッシングを用いる場合でも，圧痛，ドレッシングの剥れなどの観察は可能であるので，CVC挿入部を毎日観察することを推奨する。これにより，局所の感染を早期に発見し，早期に対処できるという利点が得られるはずである。

　クロルヘキシジンを含有する，CHGドレッシングやバイオパッチが発売されているが，わが国ではまだ広くは普及していない。費用の問題が普及を妨げているのではないかと考えている。

9) 輸液ラインの管理方法

　接続の数が増えることにより感染の機会が増えるため，輸液ラインは一体型を用いる。フィルターや三方活栓を組み込む必要がある場合，あらかじめ組み込ま

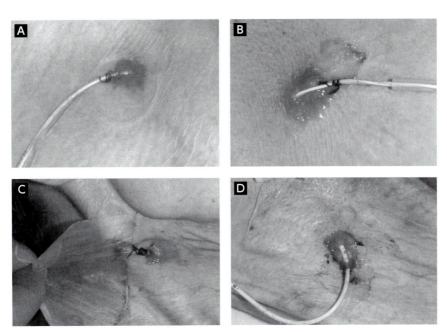

図4 —— CVC挿入部の観察（☞カラー口絵参照）
A・B：鎖骨下穿刺で挿入した場合のCVC挿入部．Aは発赤のみであるが，Bは膿汁も認める．
C：内頸静脈穿刺で挿入したCVC挿入部で，フィルム型ドレッシングの上から膿汁の存在を疑ってドレッシングを剥がしたところである．
D：大腿静脈穿刺で挿入したCVC挿入部で，膿汁が付着している．フィルム型ドレッシングであれば，これらをドレッシングを貼付したままで観察できる．

れたものを使用しなければ，感染の機会は増える．もし，延長チューブやフィルターを組み込む必要がある場合には，接続部に触れないように接続してから輸液ライン内に輸液を満たす．輸液を満たしながら接続すると，輸液が漏れることによって感染する機会が増える．

　TPN投与システムを血液製剤や種々の薬剤投与，血液採取など，多目的に使用することは感染の危険を高める[6]．原則的にはTPN投与システムを多目的に使用することは感染予防の面からは危険である．カテーテル管理を行う者が輸液投与システムの無菌的管理に精通していなければ，多目的に使用してはならない．

　多目的使用された三方活栓の汚染度が高いことは多数報告されている[7)～9)]．三方活栓は，輸液ライン内への微生物混入の危険性が高いので，手術室やICU以外では輸液ラインに組み込むべきではない．三方活栓を用いて側注用輸液ラインを接続する場合には，厳重な消毒操作が必要であり，輸液ラインをカテーテルハブに接続する場合と同様の消毒操作（消毒用アルコール）を行う必要がある（図5）．

　無菌的な側注方法として，ゴム栓（側注用Y字管）に針を刺入する方法が行われている．注入口のゴム膜に入る針の汚染は輸液投与システム汚染の原因となる可能性がある[10)]が，ゴム栓を消毒することにより無菌的に実施することが可能であ

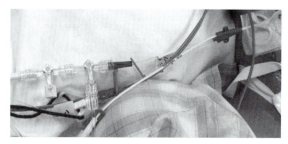
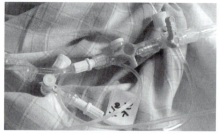

図5 —— 重症症例を管理する場合の輸液ライン
多種類の輸液・薬剤を投与するためには，三方活栓を用いた管理が必要な場合が多い。しかし，感染のリスクが高くなるので，それを理解した管理法を実施しなければならない。

る[11]。三方活栓にゴム栓を装着して針を介して接続する方法も有効であることが報告されている[12]。

10) ニードルレスコネクタの選択と管理方法

現在使用されているニードルレスコネクタは，CRBSI予防の観点ではなく，針刺し・血液曝露の防止を目的に開発されたものである。しかし，現場ではCRBSI予防目的に使用されている。したがって，ニードルレスコネクタを使用する場合は，不適切な使用がCRBSIの増加につながりやすいことを念頭に置き，器具表面の消毒を厳重に行う[13]，安易な側注は避ける，などのきめ細かな管理が必要である。

わが国においてはカテーテルの接続部（ハブ）をゴム栓で蓋をし，先端に針の付いた輸液ラインで接続するというCRBSI予防を目的とした接続システムが使用されている。カテーテルの使用期間中，カテーテルハブをゴム栓で閉鎖状態に保ち，先端に装着された針でオス側の輸液ラインを接続するという構造になっている（図6）。消毒方法の影響は少なく，実験的にも微生物の混入がないことが証明されている[14]。この方法により従来の接続方法に比較してCRBSIの発生率を有意に低下させたことも報告されている[15]。

11) インラインフィルターの必要性

フィルターには微生物をトラップするだけでなく，ガラス片などの異物や配合変化によって生じる沈殿物を捕捉し，空気塞栓を予防する効果がある。わが国では病棟で多くの薬剤を輸液バッグ内に混注することがしばしば行われており，輸液バッグの汚染の危険性は高い。このようなわが国における現状を考慮すると，薬剤混合の衛生管理の改善が行われないうちは，すべての中心静脈ルートにはインラインフィルターを装着するべきである。しかし，フィルターは，あらかじめ輸液ラインに組み込まれたものを使用するのでなければ，逆に，接続の回数を増

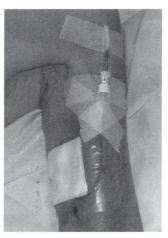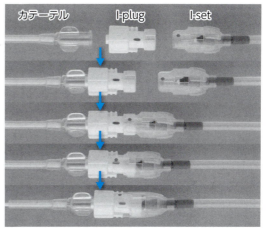

図6 —— I-systemを用いた輸液ラインとカテーテルの接続

カテーテルにゴム栓（I-plug）で蓋をして閉鎖状態とし，輸液ラインの先端につけた針（I-set）で接続するシステム。I-setの針はフードによって保護されているため，触れることはないし（針刺し防止），オス側が汚染することはない。無菌的に接続できることは証明されている。

やすことにより感染の機会を増やす可能性がある点にも注意が必要である。

　また，仮性菌糸を伸ばして増殖する*Candida albicans*は0.22μmのフィルターを貫通することが報告され[16]，フィルター不要論の根拠ともなっていた。現在，わが国で使用されている0.22μmのインラインフィルターには流入部と流出部の構造が等しく均一な対称膜と，流入部の孔径が大きい非対称膜がある。どちらも規格としては0.22μmのフィルターであるが，*C. albicans*は非対称膜からなる0.22μmのフィルターを貫通しうることが証明された[17)18)]。対称膜からなる0.22μmのフィルターは168時間，*C. albicans*の貫通を阻止できることも実験的に証明されている[19]。*C. albicans*はCRBSIの原因菌として頻度が高く，TPN輸液内で増殖することができるので，特にTPNの場合には対称膜から構成されたフィルターを用いるべきである（図7）。対称膜からなる0.2μm輸液フィルターが細菌の通過を1週間，阻止できることも証明されている[20]。

12）輸液ラインとカテーテルの接続部の消毒

　輸液ラインとカテーテルの接続部の消毒薬としては消毒用エタノールが推奨されている。イソプロピルアルコールもポビドンヨードと同等の消毒効果があった[21]ことが報告されているが，ポリカーボネートや塩化ビニルなどの高分子と反応してカテーテルや接続部を破損する危険性があるため，接続部の消毒薬としては推奨されていない。

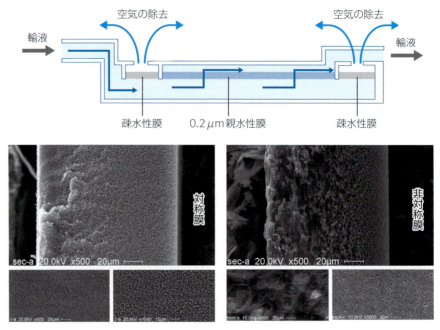

図7 インラインフィルターの構造と対称膜および非対称膜の断面構造

インラインフィルターは，疎水性膜によって空気が除去できるため空気塞栓の予防となる。親水性膜が微生物および微粒子を除去する。近年，微粒子の除去と生体の免疫能との関連が注目されている。C. albicans は仮性菌糸を伸ばして増殖する性質があるため，右に示す非対称膜を貫通することができる。したがって，TPNを実施する場合には対称膜のフィルターを使用するべきである。

13）輸液バッグのゴム栓の消毒

　　輸液製剤のゴム栓は，理論的に滅菌されているとは言えない。プラスチックフィルムでシールされているゴム栓の表面が無菌保証されていないことを意味する。したがって，輸液のゴム栓は，フィルムやプルトップなどを外した後，万一の汚染を防ぐためにも使用前に消毒用エタノールで消毒するべきである。

14）輸液ラインの交換頻度

　　輸液ラインは，基本的には週1回，定期的に交換する。複数の輸液ラインが使用されている場合には一斉に交換する。なお，患者ごとに交換間隔を決定するよりも，病棟や施設によって曜日を決めて，管理に習熟した医療スタッフが交換操作を行うほうが適切な管理が行えるので，曜日を決めて交換する方法が推奨される。

　　脂肪乳剤を含む輸液（ミキシッド®）を投与する場合には24時間ごとの輸液ラインの交換が推奨されている[22]。したがって，現在の段階では，24時間以内に交換するという方法が推奨される。脂肪乳剤は，TPN用輸液ラインに側注の形で投与できることは証明されている[23]が，TPN用輸液ラインに三方活栓を組み込んで側注する方法では，毎日の脂肪乳剤用輸液ラインの交換によりCRBSI発生頻度を高

める可能性は否定できない。また，脂肪乳剤投与時の注意点として，脂肪乳剤を含んだ製剤は三方活栓にひび割れを生じさせることがあるので，接続部での液漏れや汚染を監視することも重要である。

15）カテーテルのロック方法

CVCの開存を維持するためにカテーテルロックが行われる。先端バルブ付カテーテルの場合は生理食塩液でよいかもしれないが，ロック方法によっては血液が逆流するので注意が必要である。基本的にはCVCではヘパリン加生理食塩液のプレフィルドシリンジを用いたヘパリンロックを行っている。大量に作り置きしたヘパリン生食を複数回，複数の患者に使用することは集団感染の原因となる危険性があるため，禁忌とすべきである。また，カテーテルロックを行う場合，注射器をカテーテルに直接接続したり，三方活栓から注入したりすると汚染の危険が高くなることも考慮する必要がある。

16）輸液・薬剤の管理の要点

TPNの感染予防対策の基本は輸液の無菌管理である。病棟で看護師がTPN輸液も調製している施設が多いが，本来は薬剤部内においてクリーンベンチ内で無菌的に調製されるべきである。また，TPN輸液に混合する薬剤の数は最小化するという意識が必要で，可能な限り高カロリー輸液用総合ビタミン剤および微量元素製剤以外の薬剤は混注しないこととするべきである。

わが国では，混注の手間を省き，同時に輸液の汚染も防ぐことを目的として高カロリー輸液キット製剤が広く普及している。現在は標準的な組成に対しては高カロリー輸液キット製剤を用いることにより比較的簡単にTPNが実施できるようになっている。しかし，本来，TPN輸液の組成としての糖やアミノ酸の投与量などは，個人個人に対して適切な量や配合比を計算して決定するべきものである。基本的な糖・電解質配合製剤が使用可能で，病態に即したアミノ酸との配合も可能である。特に肝・腎不全用輸液は糖・電解質と病態に即したアミノ酸を混合することになる。この調製操作を病棟で行うと汚染する危険があるので，薬剤部において無菌調製することが望ましい。

しかし，すべての輸液を無菌調製できる施設は多くないので，基本的処方で管理できる症例に対しては，感染予防の面からも糖・電解質・アミノ酸が隔壁で分割されて配合されている高カロリー輸液用キット製剤の使用が望ましい。高カロリー輸液用総合ビタミン剤および微量元素製剤が配合されているキット製剤もある。ただし，投与量は患者個々によって異なるものであり，高カロリー輸液用キット製剤を使用する場合でも，投与量は個々に対して慎重に決定する必要がある。ビ

タミンおよび微量元素配合キット製剤では2000mLを投与した場合に1日必要量とされているビタミンおよび微量元素が投与できるように配合されているので，輸液量が減少するとともにビタミンおよび微量元素投与量が減って欠乏症に陥る危険性を有していることを理解しておく必要がある。特にビタミンB_1の欠乏は乳酸アシドーシスに陥る可能性があるので，その投与量（1日3mg以上が目安）には十分に注意する。

　一方3-in-1製剤に関しては，フィルターの使用ができないことに加えて，バッグ内に微生物が混入すると急速な増殖がみられるため，使用に際しては厳格な衛生管理が必要である。使用方法として，高カロリー輸液用総合ビタミン剤および微量元素製剤，電解質製剤のみをバッグの混注口に装着されているフィルターを介して混注することになっているが，これら以外の薬剤を混注するのは禁忌である。さらに，輸液ライン自体からの汚染を予防するため，輸液ライン自体も完全閉鎖ルートとし，側注も禁止するべきである。

　わが国のTPN輸液の管理に関する1つの傾向は，TPN輸液に多種類の薬剤を混合して投与する施設が多いことである。安定して投与できるため，輸液の汚染を考慮せずに混合する傾向がある。この傾向が輸液の汚染率を高めることは確実である。可能な限りTPN輸液に薬剤を添加することは避けるべきである。

2. カテーテル関連血流感染症（CRBSI）の診断と治療

　CRBSIの診断および定義については古くから検討されてきているが，いまだに明確に，また，広く認められる定義がなされているのではない。一般的には，1983年に岡田[24]が行った『高カロリー輸液実施状況に関する全国アンケート調査』の際に用いられたカテーテル敗血症の定義「高カロリー輸液施行中に発熱，白血球増多，核の左方移動，耐糖能の低下など，感染症を疑わしめる症状があって，中心静脈カテーテル抜去によって解熱，その他の臨床所見の改善をみた場合」が概念として受け入れられている。これは，もともとは1974年のRyan JAら[25]の報告に基づくものである。しかし，他の感染巣が存在する可能性がある場合，もともとはカテーテル感染であっても既に全身性感染症に移行している場合，などの解釈が非常にむずかしい。さらに，血流感染のサーベイランスに用いられるNHSN（National Healthcare Safety Network）のCLABSI（central line-associated bloodstream infection）の定義も用いられている。さまざまな理由で，CRBSIの診断・定義が混乱しているのが現状である。ここで，一般的な概念としてのカテーテル敗血症の定義（表1），CDCが提唱する定義（表2），CLABSIの定義（表3），筆者が提唱するCRBSIの診断手順（図8），を示す。感染症の専門家はCLABSIで

表1 ── Ryanによるカテーテル敗血症：catheter sepsis の分類

【定 義】 TPN施行中の症例における臨床的な敗血症。他に明らかな感染巣がなく，カテーテル抜去により症状が消褪する。カテーテル先端培養あるいは血液培養が陽性の場合に確診となる。		
細菌学的カテーテル敗血症	bacteriologically confirmed catheter sepsis	カテーテル抜去により敗血症症状が消褪する。他に感染巣がなく，カテーテル先端培養あるいは血液培養が陽性である。
臨床的カテーテル敗血症	clinical catheter sepsis	カテーテル抜去により敗血症症状が消褪する。他に感染巣がない。カテーテル先端あるいは血液培養が行われていないか，培養結果が陰性である。
カテーテル敗血症疑い	questionable catheter sepsis	カテーテルを抜去しても敗血症症状は消褪しない。カテーテル先端培養または血液培養が陽性であるが，他に感染巣が存在する。
非カテーテル敗血症	no catheter sepsis	敗血症症状は他の感染巣の二次的なもので，カテーテルを抜去しても敗血症症状は消褪しない。

表2 ── CDCガイドラインにおけるカテーテル関連血流感染症（CRBSI）の定義

【定 義】
血管内留置カテーテル使用中の症例における菌血症/真菌血症で，末梢静脈から採取した血液培養の少なくとも1つが陽性で，感染の臨床的な徴候を有し（例えば，発熱，悪寒，低血圧），カテーテル以外に明らかな血流感染の原因となる巣が存在しない。さらに，以下のいずれかに該当すること。

- 半定量的培養（＞15CFU/カテーテルセグメント），または定量的培養（＞10^{3}CFU/カテーテルセグメント）が陽性で，同一菌がカテーテルと末梢血から分離されること
- カテーテルからの逆血培養と末梢静脈血培養を同時に行って，定量的培養結果が≧5：1であること
- カテーテルからの逆血培養と末梢静脈血培養が陽性になる時間の時間差が2時間以上であること

診断するとしているが，必ずしもこの定義が広く使用されているのではない点にも注意が必要である[26]。

CRBSIの治療の基本はカテーテルの抜去であるが，カテーテルを抜去せずに抗菌薬などで治療する方法も試みられている。

1）カテーテル関連血流感染症（CRBSI）の診断

CRBSIと診断するためには「CVC抜去後」の変化を観察しなければならない。しかし，抜去したCVCがCRBSIの原因ではないことも多く，再挿入に際して合併症が発生するリスクがあるため，CVCを抜去せずに診断する方法について検討されている。末梢静脈血とCVCから採取した血液を培養して判定する方法である。

表3 ── NHSNにおけるCLABSIの定義

CLABSIは，検査で確認された血流感染（laboratory-confirmed BSI：LCBI）と臨床的敗血症（clinical sepsis：CSEP）に分けられる。

LCBI 基準1または基準2 のどちらかを満たす	基準1（以下の2つをすべて満たす） • 1回以上の血液培養から「認定された病原体」が分離される • 血液培養で検出された微生物は，他の部位の感染に関係がない
	基準2（以下の3つをすべて満たす） • 次の徴候や症状を少なくとも1つ有している 　　発熱（＞38℃），悪寒戦慄，血圧低下 • これらの徴候や症状が他の部位の感染に関係がない • 一般の皮膚汚染菌が別々の機会に採取された2回以上の血液培養で分離される。2回の血液培養の間隔は1暦日を超えない期間であること

＊一般の皮膚汚染菌
類ジフテリア（*Corynebacterium*属，*C. diphtheriae*は除く），*Bacillus*属（*B. anthracis*は除く），*Propionibacterium*属，coagulase-negative staphylococci（*Staphylococcus epidermidis*を含む），*Viridans*群連鎖球菌，*Aerococcus*属，*Micrococci*属

＊認定された病原体
一般の皮膚汚染菌を含まない。黄色ブドウ球菌，腸球菌，大腸菌，*Pseudomonas*属，カンジダ属

CSEP 基準1（右のすべて を満たす）	• 他に確認された原因がなく，以下の徴候や症状を少なくとも1つ有している：発熱（＞38℃），低血圧（収縮期血圧≦90mmHg），尿量減少（＜20mL／時間） • 血液培養がなされていない，あるいは血液中に微生物が検出されない • 他の部位に明らかな感染がない • 医師が敗血症に対する治療を開始する

1．定量的血液培養

定量的血液培養を行い，CVCから逆流させて採取した血液から分離された微生物の数が，同時に採取した末梢静脈血からの微生物数の少なくとも5倍以上の場合，CRBSIと診断する[27]。

2．定性的血液培養

定性的血液培養（differential time to positivity：DTP）を行い，CVCからの逆流血が末梢静脈血よりも，少なくとも2時間以上早く陽性となった場合，CRBSIと診断する[28)29]。

2）CRBSIが疑われる場合の対応

CVC留置期間中に発熱などの感染症状が出現してCRBSIを疑った場合，血液培養を行い，熱型などからCRBSIがどの程度疑われるかを判断する。同時に他の感染源の検索（一般血液検査，尿検査，胸部X線撮影，尿培養など。膿瘍の存在等も検索する）を行う。他に感染源が考えられない場合には，カテーテルの抜去を躊躇してはならない。いたずらに抗菌薬治療を継続すると病態を複雑化させ，全身

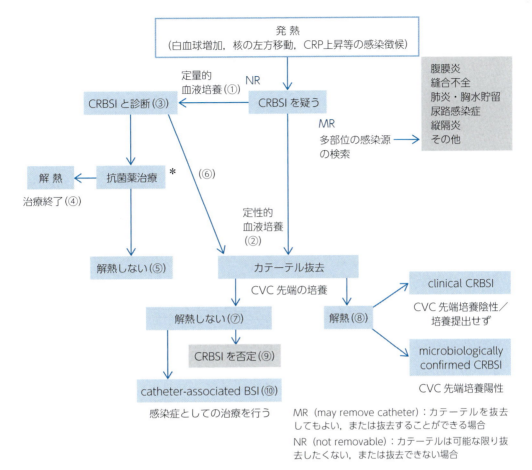

図8 —— 筆者が提唱するCRBSIの診断手順

①カテーテルを抜去せずにCRBSIと診断することを目的とした血液培養を行う。定量的血液培養（カテーテルより採取した血液から検出される微生物のコロニー数が末梢静脈血から検出される微生物のコロニー数が3倍以上），DTPで診断し，抗菌薬による治療を実施する。陰性なら，一般的な感染に対する対応を実施する。

②定性的血液培養〔(A) 血液培養から検出された微生物は他の部位の感染に関係がない，かつ (B) 1回以上の血液培養から「認定された病原体」が分離される，または一般の皮膚汚染菌が別々の機会に採取された2回以上の血液培養から分離される〕を実施し，血液培養陽性と判断したらカテーテルを抜去する。陰性なら，カテーテルは抜去せず，一般的な感染に対する対応を実施する。

③原因菌によって方針を決定する。low-risk CRBSI（合併症のないCRBSIで，毒性の弱い微生物が原因で深在性の感染を伴っていないもの）では，抗菌薬治療が奏功し，カテーテルを温存できる場合がある。

④解熱して臨床症状が消褪すれば，CRBSIが治療できたことになるが，厳重なフォローアップが必要である（血液培養が陰性になっていることを確認する）。

⑤48時間の抗菌薬治療で解熱せず，臨床症状の改善もみられない場合にはカテーテルを抜去する。

⑥原因菌によっては（真菌，黄色ブドウ球菌など）では，抗菌薬治療を開始する前にカテーテルを抜去するべきである。

⑦CVCを抜去しても解熱しない場合，新たなカテーテルが必要な場合は，原則として48時間の経過観察期間をおく。病態によってはこの限りではない。

⑧典型的なCRBSIの経過である。原因菌によって抗菌薬を選択して投与する。

⑨解熱しない場合，明らかに多くの感染源が見つかればCRBSIは否定されるが，CABSIの可能性があることを常に認識し，抗菌薬治療を行う。

⑩二次性病変が発生している可能性があるので，徹底的な抗菌薬治療を行う。

性感染症として重篤化させることになる。CRBSIを疑ってカテーテルを抜去する時には，血液培養とともにカテーテルの先端培養を行って原因菌を検索する。

3）CRBSIに対する対応

　　CRBSIに対する基本的対処方法は感染したCVCの抜去である。ここが難しいところで，CVCを抜去しなければCRBSIと診断できない場合がほとんどだからである。通常はCVC抜去によって解熱し，臨床症状も改善する。CVCを抜去する時期が遅れると，全身性の感染症に進展あるいは別の部位に感染巣を形成したりする。特に，真菌によるCRBSIの場合には，深在性真菌症に至ることが多いので注意が必要である[30]。感染徴候が持続する場合には，深在性真菌症や播種性真菌症の可能性を含めて血液培養や他の検査方法なども駆使して慎重に検索し，抗真菌薬を用いた徹底的な治療を行う必要がある[31]。また，真菌性眼内炎を併発する危険性が高い[32,33]ので，眼科的診察を必ず行わなければならない。

　　長期留置用のBROVIAC® catheter, HICKMAN® catheterやCVポートに対しては，カテーテルを抜去せずにCRBSIを治療する方法の検討も行われている。

── 1. 抗菌薬の全身投与による治療

　　CRBSIと診断できてはいないものの，その可能性があると考えた症例に対して行われるが，病態を複雑なものとする危険性がある。定量的培養やDTPなどの方法で診断して原因菌が同定された場合，原因菌や全身状態によっては抗菌薬の全身投与によるCRBSIの治療が試みられている。いわゆるlow-risk CRBSI（合併症のない，低毒性の微生物が原因で深在性の感染を伴っていないもの。coagulase-negative *staphylococci* が原因であることが多い）に対して，CVCを抜去せずに抗菌薬の全身投与を行う治療方法である[34]。80％程度は抗菌薬の全身投与に反応するため，CVCを抜去せずに治療できる可能性があることが報告されている。しかし，逆に病態を複雑にし，他に感染巣を形成して二次的に重篤な感染症となってしまうこともある。微生物が形成するCVC表面のバイオフィルム（biofilm）層に埋没している[35]，CVC表面に形成されるフィブリン鞘に微生物が埋没している[36]ために，抗菌薬が微生物に到達できないことが最大の要因である。

　　CRBSIに続発あるいは併発した感染症に対しては抗菌薬の全身投与による治療が必要である。その治療期間は，coagulase-negative *staphylococci* が関連したCRBSIに対しては5〜10日，合併症のない*Staphylococcus aureus*に関連したCRBSIでは10〜14日，とされている。深在性の感染症（心内膜炎や敗血症性血栓症）を有するCRBSIでは抗菌薬による治療を4〜6週間継続する必要がある[37]。

── 2. 抗菌薬ロック療法　antibiotic lock therapy

　　長期留置を目的として使用されるBROVIAC® catheter, HICKMAN®

catheterやCVポートに対しては，抗菌薬で治療してCVCを抜去せずに継続使用しようとする試みがなされている。これらのカテーテルは抜去するに際して切開等の処置が必要で，また使用目的が長年にわたる管理およびライフラインとしての意義を有しているため，安易な考えで抜去すべきではないからである。原理は，CVC内腔にバイオフィルムを形成している微生物を除去するためには高濃度の抗菌薬と接触させる必要があることである[38]。通常は全身的抗菌薬治療と併用して行われる。しかし，その効果については一定の見解が得られていないだけでなく，逆に原因微生物が耐性を獲得する可能性もある。さらに，いったん感染徴候が消失しても，病原微生物の種類によっては再発することもある[39]。

3. エタノールロック療法　ethanol lock therapy

エタノールがバイオフィルムを破壊してCRBSIの原因菌を死滅させる効果に基づいたもので[40]，70％エタノールは細菌に対して2時間，真菌に対して4時間で殺菌作用を発揮すると報告されている。この作用を利用してカテーテルの内腔にバイオフィルムを形成して成立した感染を治療しようとする方法である[41,42]。菌種を選ばない，耐性菌を作らないという点でも有用と考えられている。しかし，エタノールロック療法の手技，適応，用法[43]，ロック時間など一定の確立された方法はなく，その有効性についてもエビデンスと認められる検討結果は報告されていない。また，エタノールロック療法の対象は長期留置用CVCで，短期留置用のCVCに対して本法を使用しながら経過をみることは，病態の本質を見誤る可能性がある。

文献

1) Shapiro ED, et al：Broviac catheter-related bacteremia in oncology patients. Am J Dis Child. 1982；136：679-81.

2) Schuman ES, et al：Management of Hickman catheter sepsis. Am J Surg. 1985；149：627-8.

3) Gyves J, et al：Totally implanted system for intravenous chemotherapy in patients with cancer. Am J Med. 1982；73(6)：841-5.

4) Raad II, et al：Prevention of central venous catheter-related infections by using maximal sterile barrier precautions during insertion. Infect Control Hosp Epidemiol. 1994；15(4 Pt 1)：231-8.

5) Palidar PJ, et al：Use of op site as an occlusive dressing for total parenteral nutrition catheters. JPEN J Parenter Enteral Nutr. 1982；6(2)：150-1.

6) Sitges-Serra A：Strategies for prevention of catheter-related bloodstream infections. Support Care Cancer. 1999；7(6)：391-5.

7) Brosnan KM, et al:Stopcock contamination. Am J Nurs. 1988;88(3):320-4.

8) McArthur BJ, et al:Stopcock contamination in an ICU. Am J Nurs. 1975;75(1):96-7.

9) Walrath JM, et al:Stopcock bacterial contamination in invasive monitoring systems. Heart Lung. 1979;8(1):100-4.

10) Gibilisco PA, et al:In vitro contamination of "Piggyback/Heparin lock" assemblies: Prevention of contamination with a closed, positive locking device (Click-Lock). JPEN J Parenter Enteral Nutr. 1986;10(4):431-4.

11) 井上善文, 他：カテーテル敗血症予防のための新しい輸液ライン接続システムの開発―実験的・臨床的検討―. 外科と代謝・栄養. 1989;23(5):292-302.

12) 内山昭則, 他：薬剤静注時の細菌侵入防止対策―インジェクションプラグの応用―. ICUとCCU. 1992;16(2):157-60.

13) Luebke MA, et al:Comparison of the microbial barrier properties of a needleless and a conventional needle-based intravenous access system. Am J Infect Control. 1998;26(4):437-41.

14) Inoue Y, et al:Experimental study of hub contamination: effect of a new connection device: the I-system. JPEN J Parenter Enteral Nutr. 1992;16(2):178-80.

15) Inoue Y, et al:Prevention of catheter-related sepsis during parenteral nutrition: effect of a new connection device. JPEN J Parenter Enteral Nutr. 1992;16(6):581-5.

16) 遠藤善裕, 他：高カロリー輸液時使用の0.22μmフィルターの真菌通過性の検討. 外科と代謝・栄養. 1983;17(4):466-8.

17) 井上善文：0.2μm輸液フィルターの膜構造とCandida albicans除去能に関する検討. 外科と代謝・栄養. 2008;42(2):11-8.

18) 井上善文：0.2μm非対称膜フィルターのCandida albicans通過阻止能に関する実験的検討. Med Nutr PEN Lead. 2017;1(2):179-83.

19) 井上善文, 他：0.2μm輸液フィルターのCandida albicans除去能に関する実験的検討. 外科と代謝・栄養. 2006;40(5):229-37.

20) 井上博行, 他：0.2μm対称膜輸液フィルターの細菌通過阻止能に関する実験的検討. Med Nutr PEN Lead. 2018;2(1):82-6.

21) Ruschman KL, et al:Effectiveness of disinfectant techniques on intravenous tubing latex injection ports. J Intraven Nurs. 1993;16(5):304-8.

22) Pearson ML:Guidelines for prevention of intravascular device-related infections. Hospital Infection Control Practices Advisory Committee. Infect Control Hosp Epidemiol. 1996;17(7):438-73.

23) 井上善文, 他:脂肪乳剤を中心静脈栄養投与ラインに側管投与する方法の安全性 脂肪粒子径からの検討. 静脈経腸栄養. 2014;29(3):863-70.

24) 岡田 正:高カロリー輸液実施状況に関する全国アンケート調査―カテーテル敗血症の発生頻度を中心に. 医学のあゆみ. 1983;125(13):1140-7.

25) Ryan JA Jr, et al:Catheter complications in total parenteral nutrition. A prospective study of 200 consecutive patients. N Engl J Med. 1974;290(14):757-61.

26) 井上善文:血管内留置カテーテル関連感染症の診断に関する調査結果報告. INFECTION CONTROL. 2017;26(10):1078-81.

27) Capdevila JA, et al:Value of differential quantitative blood cultures in the diagnosis of catheter-related sepsis. Eur J Clin Microbiol Infect Dis. 1992;11(5):403-7.

28) Blot F, et al:Earlier positivity of central-venous- versus peripheral blood cultures is highly predictive of catheter-related sepsis. J Clin Microbiol. 1998;36(1):105-9.

29) Blot F, et al:Diagnosis of catheter-related bacteremia: a prospective comparison on the time to positivity of hub-blood versus peripheral-blood cultures. Lancet. 1999;354(9184):1071-7.

30) Stratov I, et al:Candidaemia in an Australian teaching hospital: relationship to central line and TPN use. J Infect. 1998;36(2):203-7.

31) Nguyen MH, et al:Therapeutic approaches in patients with candidemia. Evaluation in a multicenter, prospective, observational study. Arch Intern Med. 1995;155(22):2429-35.

32) Henderson DK, et al:Hematogenous candida endophthalmitis in patients receiving parenteral hyperalimentation fluids. J Infect Dis. 1981;143(5):655-61.

33) 矢野啓子:カンジダ眼内炎. 臨床と微生物. 2001;28(2):201-6.

34) Fidalgo S, et al:Bacteremia due to Staphylococcus epidermidis, microbiologic, epidemiologic, clinical, and prognostic features. Rev Infect Dis. 1990;12(3):520-8.

35) Kristinsson KG:Adherence of staphylococci to intravascular catheters. J Med Microbiol. 1989;28(4):249-57.

36) Vaudaux P, et al: Host factors selectively increase staphylococcal adherence on inserted catheters: a role for fibronectin and fibrinogen or fibrin. J Infect Dis. 1989;160(5):865-75.

37) Raad I, et al: Serious complications of vascular catheter-related Staphylococcus aureus bacteremia in cancer patients. Eur J Clin Microbiol Infect Dis. 1992;11(8):675-82.

38) Rijinders BJ, et al: Treatment of long-term intravascular catheter-related bacteraemia with antibiotic lock: randomized, placebo-controlled trial. J Antimicrob Chemother. 2005;55(1):90-4.

39) Raad I, et al: Impact of central venous catheter removal on the recurrence of catheter-related coagulase-negative staphylococcal bacteremia. Infect Control Hosp Epidemiol. 1992;13(4):215-21.

40) Broom J, et al: Ethanol lock therapy to treat tunneled central venous catheter-associated bloodstream infections: results from a prospective trial. Scand J Infect Dis. 2008;40(5):399-406.

41) 山根祐介, 他：中心静脈栄養を行っている小腸不全患児に発症したカテーテル関連血流感染症に対するエタノールロック療法の検討. 日小外会誌. 2011;47(7):993-7.

42) 李　慶徳, 他：エタノールロック療法によりサルベージし得た小児カテーテル関連血流感染症の1例. 日小外会誌. 2010;46(4):749-53.

43) 井上善文, 他：無水エタノールロックにより治療し得た完全皮下埋め込み式カテーテル感染症の1例. 日生病医誌. 2004;32(2):190-3.

③ CVポートの管理法

井上善文

1. CVポートの管理法

近年，化学療法を目的にCVポートを留置する症例が増加している．さらに，胃瘻バッシングの影響で，胃瘻の代わりにCVポートを留置する症例が増加している．長期間，安全にCVポートを用いた静脈栄養や化学療法を行うためには，CVポートの構造，管理方法に精通していなければならない．

1）CVポートと関連器材

1. CVポートの呼称

単純に"ポート"と呼ばれることが多いが，"CVポート"と呼ぶべきである．日本語では"完全皮下埋め込み式ポート付カテーテル"が最も適切に表現していると考えている．英語の表現はいろいろであるが，"totally implantable central venous access port"を使いたいと思っている．また，単純にポートという呼び方がされていることも問題で，この器具は，「カテーテル」と「ポート」が組み合わさって初めてCVポートとして機能するのだから，"ポート"ではダメで，"CVポート"と呼ぶべきである．

2. CVポートの構造

CVポートは，血管内に留置する「カテーテル」と，そのカテーテルが接続されている「ポート」から構成されている．皮下に埋め込まれたポート（セプタム）に針を刺し，ポートに繋がっているカテーテルを介して輸液や薬剤を血管内に投与する，というシステムである（図1）．

したがって，セプタムに何度も針を刺すことができるようにしなければならない．だからポートを構成している内室（チャンバー），それを覆う圧縮シリコーンゴムからなるセプタム（self-sealing septum）が非常に重要な役割を果たすのである．セプタムは22ゲージのヒューバー針で2000回の穿刺に耐えるとされている．しかし，この2000回という数字は，機械的に均等に万遍なく針を刺した場合，ということで，中心部ばかりに針を刺すと，2000回もの回数に耐えることはできない．

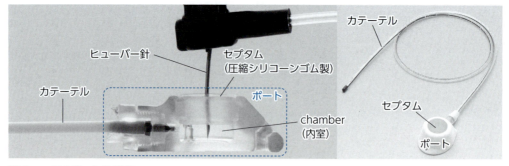

図1 —— CVポートの構造
(ニプロ社より画像提供)

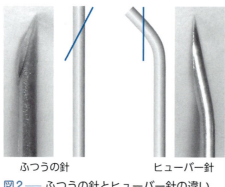

図2 —— ふつうの針とヒューバー針の違い

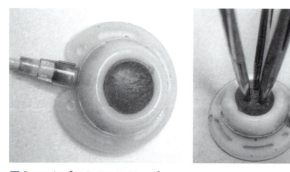

図3 —— セプタムのコアリング
長年にわたってCVポートを使用すると，コアリングのためにセプタムが弱くなり，右のように鉗子の先端を容易に突き刺すことができるようになる。

　針もヒューバー針という特殊な針を用いる。通常の針とは，先端構造が明らかに異なる（図2）。セプタムのシリコーンゴムをできるだけ削らないよう（コアリングが小さくなるよう）にする構造になっている。通常の針でセプタムを穿刺すると，シリコーンゴムが削られ，穿刺回数が増えるにつれてセプタムのシリコーンゴムが削られる部分が多くなり，だんだんセプタムの機能として必要な，内室の密封性を保てなくなる（図3）。したがって，できるだけコアリングの小さな針を使う必要があるのである。通常の針とヒューバー針のコアリングの違いは明らかである。

価格もヒューバー針のほうがはるかに高価である。また，近年，針刺し防止安全機構付ヒューバー針が使われるようになってきている。

カテーテルの先端は上大静脈内に留置する。カテーテル挿入経路としては，前胸部ポートでは鎖骨下静脈穿刺，内頸静脈穿刺，外頸静脈穿刺および切開，橈側皮静脈切開が代表的なものであり，上腕ポートでは尺側皮静脈穿刺および切開，上腕静脈穿刺および切開などでカテーテルを挿入する。たくさんの選択肢があり，それぞれに特徴がある。

2）使用目的によるCVポートの管理方法の違い

静脈栄養の実施経路としてのCVポートと，化学療法のためのCVポートは，使用方法について少し考え方が違う。感染対策としては，静脈栄養目的のCVポートのほうが，より厳重な無菌管理を実施する必要がある。静脈栄養輸液は汚染すると微生物が増殖しやすく，カテーテル関連血流感染症（CRBSI）の発生頻度も，静脈栄養目的に用いる場合のほうが高いことは，いくつかの検討結果から明らかに示されている。

化学療法の副作用が強いために栄養障害に陥った場合，化学療法目的に留置したCVポートを用いてTPNを実施することも多い。しかしこのような場合，筆者は，できれば化学療法目的のCVポートを用いたTPNは実施したくないと思っている。それは，やはりTPNに用いた場合のほうが化学療法に用いた場合よりもCVポートの感染率が高いためである。感染してCVポートを抜去（摘出）すると，本来のCVポートの留置目的である化学療法が実施できなくなる。入院してTPNを行う場合，化学療法目的のCVポートはTPN用には用いず，PICCを留置して実施することも1つの考え方である。TPNが必要でなくなれば，PICCを抜去してTPNを終了する。CVポートを用いてTPNを行い，感染のためにCVポートを抜去せざるをえなくなり，そのために本来の目的である化学療法が実施できなくなるということは，医療としてもおかしいし，特に，患者にとってつらいことである。それなら，「CVポートを用いてTPNを行ってはならないのか？」ということになるが，どうしても必要な場合にはきわめて厳重な感染対策を講じながらCVポートを用いてTPNを実施する。HPN症例に対してはCVポートを用いたTPNを実施しているので，きちんと感染対策を実施すれば，きわめて低い感染率で管理できることは間違いない。

3）CVポートの器具と輸液投与手技の全体の流れ

CVポートを留置したら，原則的にはその日から使用することはできる。しかし，皮下ポケットを作成してポートを留置するので，できれば皮下ポケットや切開創

が落ちついてから使用したいと考えている。急いで使用しなくてもよい場合は，3〜4日待ってから使用するようにしている。

1. CVポートを用いてTPNを行う場合の注意点と実施手順

①CVポートからのTPN施行時の注意点

TPNを実施する場合に重要なのは，とにかく感染対策である。輸液は無菌的に調製したものを投与しなければならない。輸液バッグ内への薬剤の混注は最小限となるようにすべきである。輸液ラインは接続部のない一体型を使うべきである（図4）。三方活栓は組み込まず，側注用Y字管をあらかじめ組み込んでおく。感染予防，輸液内の微粒子の除去，空気塞栓予防のためにインラインフィルターを輸液ラインに組み込んでいる輸液ラインを使うことが推奨される。輸液終了時にはヘパリンロックを行うべきで，プレフィルドシリンジの製剤を用いる。シリンジに1/2インチの短い針を接続し，側注用Y字管より実施する。これによりヘパリンロックに際しての感染を防ぐことができる。また，短い針を用いることにより，針刺しのリスクも低下する（図5）。

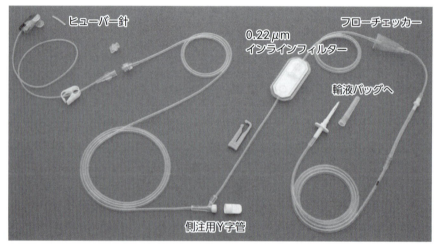

図4── HPN用輸液ライン
できるだけ接続する部分がないような一体型輸液ラインを用いる。輸液ラインはヒューバー針と接続するだけとし，あらかじめ，側注用Y字管，インラインフィルターが組み込まれている。(ニプロ社より画像提供)

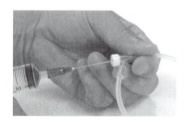 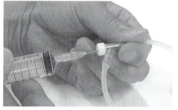

図5── 短い針を用いた側注
上は1インチ(2.54cm)の針，下は1/2インチ(約1.3cm)の針を用いている。針の長さがこれだけ短いと，針刺しのリスクも低下することは明らかである。

周期的輸液法(夜間に1日分の輸液を投与して，昼間は輸液ラインから解放する)を行う場合，毎日，輸液ラインおよびヒューバー針を交換する方法を推奨しているが，ヒューバー針を毎日刺し換えることの手間，それに伴う疼痛のため，週2～3回の針刺しとする症例がある。この場合，延長チューブ付ヒューバー針はI-plugで蓋をしておき，輸液ラインの先端に組み込まれたI-setで接続することとし，この輸液ラインは毎日交換する，ヒューバー針は週2回の交換とする，という方法が適切であると考えて実施している(図6)。

②CVポートからのTPN実施手順

実施手順を表1に示す。

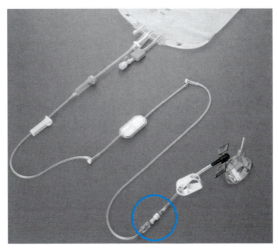

図6 ── 輸液ラインだけを交換する場合の輸液ライン

輸液ラインの先端にI-setが付いた輸液ラインを用いる。ヒューバー針にはI-plugを接続しておく。輸液ラインをヒューバー針から外す時(○印)，ヒューバー針は閉鎖状態を保つことができる。この方式により，輸液ライン接続時の汚染を防ぐことができる。
(ニプロ社より画像提供)

表1 ── CVポートからのTPN実施手順

① 投与する輸液・薬剤を準備する。
② 輸液ラインを無菌的に接続する。延長チューブ付ヒューバー針と輸液ラインを接続し，ヒューバー針に付いているクレンメを調節しながら輸液を輸液ライン内に満たす。ヒューバー針の先から輸液を出さないようにしておく。
③ ポビドンヨードを用いて，ポート埋め込み部皮膚を消毒する*。
　*：筆者はポビドンヨードで皮膚消毒をする前に，アルコール綿で皮脂を除くようにしている。これについてはエビデンスや論文はない。消毒薬は，クロルヘキシジンアルコールでもオラネジンでもよいと考えている。
④ ポビドンヨード消毒後，約2分が経過するのを待ち，ヒューバー針を刺入する。針は，皮膚面に垂直になるように心がけながらセプタムを貫通させる。セプタムのシリコーンゴムを貫通したら，その瞬間に抵抗が弱くなり，3mmほどで内室(チャンバー)の底に針が到達する感触がわかる。
⑤ クレンメを開き，輸液バッグを心臓より高い位置に持っていき，輸液がスムーズに滴下することを確認する。
⑥ ヒューバー針を固定する。この際，事故抜去が起こらないように注意しながら翼部分を固定する。フィルム型ドレッシングを貼付してヒューバー針刺入部を被覆する。
⑦ 輸液ラインも絆創膏で固定し，輸液ポンプに輸液ラインをセットする。

2. CVポートを用いて化学療法を行う場合の注意点と実施手順

①CVポートからの化学療法施行時の注意点

　CVポートから抗がん剤を投与する場合に一番重要なことは，刺激性の強い薬剤であるため，薬剤が血管外に漏れてしまうという状況になっていないかを確認することである。通常，カテーテルの先端が血管外に出てしまっていることはない。カテーテル先端が上大静脈壁に突き刺さるような角度で接触していて，何らかの力で血管壁を突き破って胸腔内あるいは縦隔内に位置するようになることはあるが，この場合も，血液の逆流を確認することによって，薬剤の血管外注入を避けることができる。

　抗がん剤を血管外に漏出させてしまう最も多い原因は，ヒューバー針が内室内に入っていない場合である。針先がセプタムを貫通して内室内に入っていることを確認しなければならない。確認方法としては，針を穿刺した時の感触だけでは不十分で，血液が逆流することを観察する方法が確実である。きわめて稀ではあるが，ポートとカテーテルの接続部が外れてしまっている場合も，抗がん剤が血管外に漏出してしまう。何らかの形でカテーテルに傷が入っていた場合，注入などで高い圧がかかれば，そのカテーテルが破損して薬剤が漏れるおそれがある。ピンチオフによるカテーテル断裂の可能性も考えておく必要がある。このようなきわめて稀な状況でも，抗がん剤を皮下などに漏らしてはいけないので，確実に血管内に投与できるようにしなければならない。

　CVポートのカテーテル先端が上大静脈に存在していた場合でも，怒責やくしゃみなどによって，知らないうちにカテーテル先端が上大静脈以外の部位へ移動し，そのために血管外漏出（extravasation of fluids）が発生することがある。定期的にカテーテル先端位置をX線撮影で確認する必要がある。

　カテーテル先端が血管内に存在していること，ヒューバー針が確実に内室内に入っていることを確認するため，CVポートから血液を逆流させるという操作をする必要があるのかについては，栄養輸液の場合には必ずしも血液の逆流を確認する必要はないが，自然滴下がスムーズであることは確認しなければならない。抗がん剤を投与する場合の方が慎重であるべきで，毎回血液の逆流を確認するべきである。少なくとも，抗がん剤を投与する前に，電解質輸液などを接続し，自然滴下がスムーズであること，患者の状態に変化がないことは確認しておくべきである。また，輸液バッグを心臓より低い位置に下げて，血液が自然に逆流してくるのを確認することは，安全管理の面からは推奨される。ただし，CVポートのカテーテル先端が血管内に存在していても，カテーテル周囲に形成される線維性の鞘のため，血液が逆流しない場合があるので注意が必要である。このような場合は，自然滴下がスムーズであることを確認しながら，胸部X線撮影で先端位置が

表2 —— CVポートからの化学療法実施手順

① 投与する輸液・薬剤を準備し，輸液ラインを接続する。別途，10mLの注射器に延長チューブ付ヒューバー針を接続する。
② ポート埋め込み部の皮膚を消毒する。
③ ヒューバー針が確実に内室に達したことを感触でも確かめておく。注射器を引いて，血液がスムーズに逆流することを確認する＊。
　＊：逆血しないこともあるが，その場合は，100mLの生理食塩液に輸液ラインを接続しておき，滴下がスムーズであるのを確認する。また，生理食塩液のバッグを心臓より低い位置に降ろし，静かに待っていると血液が逆流してくることもある。これは，カテーテルの先端がフィブリン鞘で被覆されているために発生する現象である。
④ 延長チューブ付ヒューバー針に接続しておいた注射器を外し，代わりに輸液・薬剤に接続しておいた輸液ラインを接続する。この場合，生理食塩液100mLを用いて滴下を確認してから目的とする輸液・薬剤に接続する。
⑤ ヒューバー針を固定する。この際，事故抜去が起こらないように注意しながら翼部分を固定する。フィルム型ドレッシングを貼付してヒューバー針刺入部を被覆する。
⑥ 輸液ラインも絆創膏で固定し，輸液ポンプに輸液ラインをセットする。輸液・薬剤の投与を開始する。患者の状態を確認することは言うまでもない。

表3 —— CVポートを用いた輸液・薬剤投与の終了手順

① 輸液・薬剤投与が終了したら，クレンメを閉じて，輸液の滴下を止める。
② ヘパリン生食のプレフィルドシリンジを準備する。シリンジに1/2インチの短い針を接続しておく。
③ 側注用Y字管を消毒し（酒精綿で丁寧に拭うか，エタノール綿棒で消毒する），ヘパリン生食を接続する。輸液側のクレンメを閉じ，患者側のクレンメを開けてヘパリン生食を注入する。
④ ドレッシングを剥がし，翼を固定している絆創膏を剥がし，ヒューバー針を抜去する。
⑤ 針の刺入部を1分間程度押さえ，出血がないことを確認してから，ドレッシングを貼る。

移動していないことを確認しておくべきである。

②CVポートからの化学療法実施手順

実施手順を表2に示す。

3．CVポートを用いた輸液・薬剤投与の終了手順

終了手順を表3に示す。

4）ポートの留置位置

前胸部ポートの場合，誰が操作を行うかによってポートを埋め込む位置を決める。患者自身が操作をする場合，ポートは患者自身が見ることができて操作がしやすい部位に埋め込む。かなり肋骨弓に近い部分となる。患者自身が操作するのではない場合は，カテーテルを挿入した部位の近くに埋め込む。この違いを明確にしてポートを埋め込む位置を決めなければならない（図7）。

上腕ポート法は，カテーテルを上腕の内側から挿入し，皮下トンネルを介してポートを上腕外側に埋め込むようにしている。上腕外側は，女性では皮下脂肪が

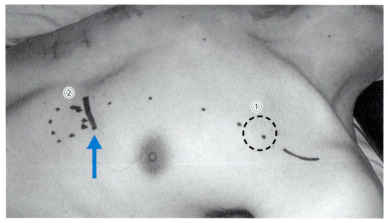

図7 ── ポートを埋め込む位置
介護者や医療者がCVポートの管理（針刺し）をする場合は，①の位置にポートを埋め込むが，患者自身が管理する場合は，②の位置にポートを埋め込む。患者自身の目で見える位置に埋め込むことが重要である。また，皮下ポケットを作成する場合の皮膚切開は，ポートの縁にかからないようにしなければならない（矢印）。

豊富で，したがってポートを留置しても隆起が目立たない。上腕の内側にポートが留置される場合もあるが，針を刺入することはむずかしいし，針を固定すると側胸部との間で擦れることになる。皮膚も上腕外側よりも内側のほうが薄いので，皮膚壊死の危険がある。

　前胸部ポートと上腕ポートのどちらを選択するか，という問題であるが，原則として，女性の場合は上腕ポートを選択すべきだと思っている。QOLを考えた場合，女性の場合は上腕ポートを勧めている。男性の場合，ポートによる隆起が目立つので，上腕ポートは勧めていない。また，自分で管理するのか，医療従事者あるいは家族が管理するのかも重要である。自分で管理する場合，上腕ポートではポートを留置している腕は使えないので，誰かの介助が必要になる。針を刺入できても，針の固定に使う絆創膏を貼付しにくいからである。

5）CVポートの感染対策

　大事なのは，輸液ラインの管理である。体外式カテーテルのようにカテーテル周囲に沿って微生物が侵入することによる感染のリスクはほとんどないので，感染のリスクは低くなる。ただし，ポート自体の周囲（皮下ポケット）に感染することはある。しかし，輸液そのものと輸液ラインからの感染のリスクは，体外式カテーテルと同様である。したがって，感染対策としては輸液そのものと輸液ラインの管理をいかに無菌的に実施するかがきわめて重要である。一体型輸液ラインを使う，三方活栓を使わない，安易な考えでニードルレスコネクタを使わない，輸液は無菌調製したものを用いる，などを徹底して実施することが重要である。

また，輸液ラインと延長チューブを接続する必要がある場合，無菌であるパッケージから接続部品を出したらすぐに接続し，その後で輸液を満たすようにすることも，感染対策として重要である。輸液を満たしながら輸液ラインを接続するという方法では，接続部が汚染するおそれがある。延長チューブ付ヒューバー針は，輸液ラインと接続してから輸液を満たすようにするべきである。

　単純に，「CVポートは感染しない」と考えておられる方が多いことは問題である。CVポートだから感染しにくい，と考えているのであろうが，輸液が汚染すると，即感染が成立する。安易に輸液ラインから側注すると感染する。安易な考えでニードルレスシステムを用いると感染する。輸液自体の無菌的管理もきわめて重要であるが，「CVポートは感染しにくい」と考えている場合は，輸液自体の汚染に対する考え方も甘くなってしまう。三方活栓を用いてワンショット静注を行ったり，さまざまな輸液を接続したりすると，容易に感染してしまう。そういうリスクを知った上でCVポートを用いなければならない。

6) CVポート留置部局所の管理

　CVポートのポートが留置されている部位の皮膚の観察は非常に重要である。栄養状態が悪いと，ポート留置部の皮膚が菲薄になり，潰瘍が形成されてポート自体が露出してしまうことがある（図8）。針の周囲に炎症が生じ，ここから感染が広がって潰瘍形成に至る。この場合，皮膚を縫い直すなどの対策を講じても修復は不可能で，ポート自体を摘出しなければならない。ヒューバー針を無駄に長期間刺入したままにしないこと，定期的に入れ換えること，同じ部位に針を刺入せず，刺入部位は移動させること，などが重要な注意点である。また，針の刺入部を毎日観察し，炎症が疑われたら針刺しをしない，どうしても必要な場合には炎症が疑われる部位からできるだけ遠い部位に針を刺入する，などのきめ細かい注意が必要である。

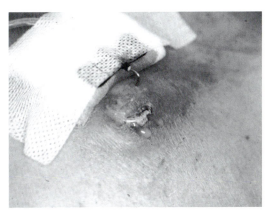

図8 ── ポート留置部の皮膚壊死
皮膚が感染し，CVポートのポートが一部露出している。ヒューバー針を刺入しているが，CVポートは摘出しなければならない。

また，稀な合併症であるが，ポートを埋め込む皮下ポケットが大きくてポート自体が固定されていない場合，ポートがひっくり返って，底部が体表面側になるという問題が起こることがある。この場合，回転できる方向に回転すれば元に戻すことができるが，注意しておかなければならない。皮下ポケットの大きさは必要最小限とすること，必ずポートの一部を縫合固定しておくこと，確実に皮下ポケット内の止血をしておくこと，一定期間，ポート留置部を軽く圧迫しておくこと，などを心がける。

7）CVポート留置患者の生活援助

1. 入　浴

　夜間のみTPNを行うという周期的輸液法（cyclic TPN）を実施している場合は，入浴後，ポートにヒューバー針を刺入して輸液を開始し，朝までに1日に必要な輸液量を投与するという方法で管理している。CVポートに針を刺入するのは入浴後なので問題ない。持続投与をしている場合は，フィルム型ドレッシングでポートへのヒューバー針刺入部を保護して入浴する。やはり，CVポート留置部までは湯に浸からないようにする。シャワー程度にするほうがよい。ヒューバー針の差し換えを週2回〜3回にしている場合は，針を差し換える日には自由に入浴できるが，針を刺したままの状態で入浴する場合には，針の刺入部が濡れないように注意する。

　上腕ポートの場合は，ヒューバー針を抜いた部位に防水のフィルムドレッシングを貼って入浴できる。針を刺したままで入浴する場合は，ガーゼでくるんで広い防水フィルムドレッシングを貼って入浴する。ただし，できるだけ濡れないように注意する。

2. 運　動

　通常，ポート留置部に触れないように，という意識をもった上で自由に行動してもらっている。CVポートを留置した患者に，運動制限をすることはほとんどない。逆に，ある程度の激しい運動をする場合にはCVポートの留置法やポート留置部位を考慮する。鎖骨下穿刺法ではCVポートを留置しないで，橈側皮静脈切開などを選択している。しかし，ヒューバー針が刺入された状態での運動は，かなり制限される。針が刺入されている部位をガーゼで保護し，フィルム型ドレッシングでさらにきちんと保護し，打撲しないよう，またヒューバー針が抜けないよう，さまざまな工夫をする必要がある。もちろん，リハビリテーションも同様で，ポート留置部に触れないようにする，ヒューバー針が刺入された状態では刺入部を保護して実施する，などの注意が必要である。

索 引

● 英 数 ●

3-in-1製剤 *134*

A
accidental removal catheter（ACR）☞ 事故抜去 *120*
active型（収納型）*3*
air embolism *113*
arterial puncture *111*

B
back-walling現象 *71*
bevel-up *68*
BROVIAC® catheter *5*

C
Candida albicans *131*
cannula *3*
catheter *3*
catheter embolism *115*
catheter fracture *119*
catheter-related bloodstream infection（CRBSI）☞ カテーテル関連血流感染症 *48, 116, 123, 135*
central venous catheter（CVC）☞ 中心静脈カテーテル *2, 48*
centrally inserted central catheter（CICC）☞ 中枢挿入式中心静脈カテーテル *4, 38, 48*
chamber *15*
chylothorax *114*
central line-associated bloodstreem infection（CLABSI）*134*
complex regional pain syndrome（CRPS）☞ 複合性局所疼痛症候群 *114*
CVポート ☞ 完全皮下埋め込み式ポート付カテーテル *14, 93, 143*

D
diffrential time positivity（DTP）*136*
direct puncture法 *7*
double wall puncture法 *54, 55*

E
echogenic needle *45*
extravasation of fluids *115, 117, 118*

F
fibrin sheath *116*

H
hemothorax *112*
HICKMAN® catheter *5*

I
injury to the thoracic duct *114*
in-plane法 *66*
I-plug *57*
I-set *60*
I-system® *60*

M
malposition *51, 114, 117*
maximal barrier precoutions（MBP）☞ 高度バリアプレコーション *25, 51, 126*
multi-lumen catheter（MLC）*12*
mural thrombus *116*

N
neurological complication *114*

O
out-of-plane法 *66*

P
passive型（自己鈍化型）*3*
peripheral venous catheter（PVC）*2*
peripherally inserted central catheter（PICC）☞ 末梢挿入式中心静脈カテーテル *4, 16, 48*
pinch-off sign *119*
pneumothorax *109*
pre-scan *23*

S
sandwich sign *82*
Seldinger法 *7*
self-sealing septum *143*
sheath法 *7*
signal sign *83*
subcutaneous hematoma *113*
sweep scan法（短軸像穿刺）*30*
swing scan法（短軸像穿刺）*26*

T
target sign *71*
through-the-cannula法 *7*
total parenteral nutrition（TPN）☞ 中心静脈栄養法 *38, 39, 48*
TPNの適応 *123*

V
vanishing target sign *71*
vein pick *85*

153

● 和文 ●

あ
アナフィラキシーショック 126
圧迫止血 113

い
インラインフィルター 130
医原性疾患 108
一体型輸液ライン 128

え
エコーガイド下上腕PICC法 49
エコーガイド下上腕ポート留置術 94
エタノールロック 11
エタノールロック療法 139
腋窩静脈 41
腋窩静脈穿刺法 38
腋窩動脈 41

お
横隔神経 114

か
カテーテル 3, 115
　──遺残 119
　──周囲血栓 116
　──接続部（ハブ）130
　──先端位置異常 114, 117
　──塞栓 115, 119
　──破損 120
　──閉塞 120
カテーテル関連血流感染症（CRBSI）48, 116, 123, 135
カニューラ 3
外頸静脈切開法 86
眼科的診察 138
完全皮下埋め込み式ポート付カテーテル（CVポート）14, 93, 143

き
気胸 109
胸管損傷 114
胸筋胸膜 82
胸腔ドレナージ 110
胸腔内・縦隔内輸液 118

く
クロルヘキシジンアルコール 126
空気塞栓 113, 119

け
経腸栄養 123
血管外漏出 148
血胸 112

こ
コアリング 15, 144
誤挿入 59
抗菌薬ロック療法 138
抗血栓性 124
高度バリアプレコーション 25, 51, 126

さ
鎖骨下静脈 111
在宅静脈栄養症例 125
三角筋胸筋筋溝 80

し
シリコーン 124
止血機能 112
自然滴下 148
脂肪乳剤 121
事故抜去（ACR）120
尺側皮静脈 63
周期的輸液法（cyclic TPN）152
静脈壁穿孔 118
静脈切開法 6
静脈壁・心房壁穿孔 118

上腕PICC 48, 63, 94
上腕神経叢 114
上腕ポート 93, 150
真菌性眼内炎 138
神経損傷 114
診療看護師 48

す
スタイレット 57
随伴動脈穿刺 111

せ
セプタム 14, 143
セルフガウン® 127
穿刺針 45
先端位置異常 51
前胸部ポート 150

そ
総頸動脈 111
側注 130
側注用Y字管 129, 146

た
ダクロン®カフ 13
体外式カテーテル 108
対称膜 131
大腿動脈 111
短軸画像 54
短軸像穿刺（sweep scan法）30
短軸像穿刺（swing scan法）26

ち
チャンバー 15
中心静脈栄養法（TPN）38, 39, 48
中心静脈カテーテル（CVC）2, 48
中枢挿入式中心静脈カテーテル（CICC）4, 38, 48
直接穿刺法 7

て

定性的血液培養（DTP） 136

定量的血液培養 136

と

トンネル型カテーテル 12

橈側皮静脈 80

橈側皮静脈切開法 79

な

内頸静脈穿刺法 20

内室 15

に

ニードルガイド 40, 52

ニードルレスコネクタ 130

二次性カテーテル敗血症 117

乳糜胸 114

は

ハイポアルコール 126

ハブ 130

バイオフィルム 138

針刺し防止安全機構 3, 15

反回神経 114

ひ

ヒューバー（Huber）針 14, 144

皮下血腫 113

皮下トンネル 89

皮下ポケット 150

非対称膜 131

非トンネル型カテーテル 12

肘PICC 48

ふ

フィルム型ドレッシング 127

プレスキャン 23

プレフィルドシリンジ 146

不整脈 119

複合性局所疼痛症候群（CRPS） 114

へ

ヘパリン 121

ヘパリンロック 133

壁在血栓 116

ほ

ポストスキャン 34

ポビドンヨード 126

ポリウレタン 124

ま

マルチルーメンカテーテル（MLC） 124

末梢静脈カテーテル 2

末梢挿入式中心静脈カテーテル 4, 16, 48

り

リペアキット 13, 120

編著者紹介

井上善文（いのうえ よしふみ）
大阪大学 国際医工情報センター 栄養ディバイス未来医工学共同研究部門 特任教授

1980年 3月	大阪大学医学部 卒業
1980年 4月	大阪大学医学部付属病院 第一外科
1984年 7月	同第一外科帰局（小児外科 岡田 正教授に師事し，外科代謝，癌患者の栄養管理，栄養評価，カテーテル管理，在宅医療等の研究に従事する）
1989年10月	米 North Carolina 州 Duke University Medical Center 外科
1991年11月	米 University of Florida 外科留学
1993年 4月	大阪府立病院 消化器一般外科
1997年 5月	大阪大学 第一外科 助手
2001年 7月	大阪大学大学院医学系研究科 臓器制御医学専攻機能制御外科 講師
2002年 5月	日本生命済生会附属 日生病院 外科部長
2005年 5月	医療法人 川崎病院 外科 総括部長
2013年 4月	大阪大学 臨床医工学融合研究教育センター 栄養ディバイス未来医工学共同研究部門 特任教授

2015年4月より現職

一般社団法人栄養管理指導者協議会（PEN Leaders, リーダーズ）代表理事，血管内留置カテーテル管理研究会JAN-VIC 代表世話人，関西PEG・栄養とリハビリ研究会 代表世話人，日本外科学会指導医・専門医，日本消化器外科学会指導医・専門医，日本消化器病学会専門医，日本内視鏡外科学会 評議員，日本外科代謝栄養学会 評議員，PEG・在宅医療学会 理事

CVC パーフェクトガイド
挿入時の安全対策から管理中の感染対策まで

定価（本体5,000円＋税）

2019年 2月26日　第1版

- ■編著者　井上善文
- ■発行者　梅澤俊彦
- ■発行所　日本医事新報社
  〒101-8718 東京都千代田区神田駿河台2-9
  電話　03-3292-1555（販売）・1557（編集）
  www.jmedj.co.jp
  振替口座　00100-3-25171
- ■印　刷　日経印刷株式会社

©井上善文 2019 Printed in Japan
ISBN978-4-7849-5676-0　C3047　¥5000E

- ・本書の複製権・翻訳権・上映権・譲渡権・公衆送信権（送信可能化権を含む）は（株）日本医事新報社が保有します。
- ・JCOPY ＜(社)出版者著作権管理機構 委託出版物＞
  本書の無断複写は著作権法上での例外を除き禁じられています。複写される場合は，そのつど事前に，(社)出版者著作権管理機構（電話 03-3513-6969, FAX 03-3513-6979, e-mail:info@jcopy.or.jp）の許諾を得てください。

電子版のご利用方法

巻末の袋とじに記載されたシリアルナンバーで，本書の電子版を利用することができます。

手順①：日本医事新報社Webサイトにて会員登録（無料）をお願い致します。
（既に会員登録をしている方は手順②へ）

日本医事新報社Webサイトの「Web医事新報かんたん登録ガイド」でより詳細な手順をご覧頂けます。
www.jmedj.co.jp/files/news/20170221%20guide.pdf

手順②：登録後「マイページ」に移動してください。
www.jmedj.co.jp/mypage/

「マイページ」

マイページ中段の「会員限定コンテンツ」より電子版を利用したい書籍を選び，
右にある「SN登録・確認」ボタン（赤いボタン）をクリック

表示された「会員限定コンテンツ」欄の該当する書名の右枠にシリアルナンバーを入力

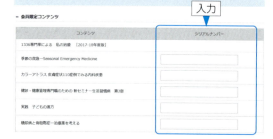

下部の「確認画面へ」をクリック

「変更する」をクリック

会員登録（無料）の手順

1 日本医事新報社Webサイト（www.jmedj.co.jp）右上の「会員登録」をクリックしてください。

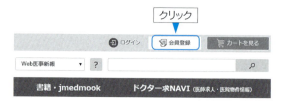

2 サイト利用規約をご確認の上（1）「同意する」にチェックを入れ，（2）「会員登録する」をクリックしてください。

3 （1）ご登録用のメールアドレスを入力し，（2）「送信」をクリックしてください。登録したメールアドレスに確認メールが届きます。

4 確認メールに示されたURL（Webサイトのアドレス）をクリックしてください。

5 会員本登録の画面が開きますので，新規の方は一番下の「会員登録」をクリックしてください。

6 会員情報入力の画面が開きますので，（1）必要事項を入力し（2）「（サイト利用規約に）同意する」にチェックを入れ，（3）「確認画面へ」をクリックしてください。

7 会員情報確認の画面で入力した情報に誤りがないかご確認の上，「登録する」をクリックしてください。